CONTRIBUTION A L'ÉTUDE

DE

L'OPOTHÉRAPIE MAMMAIRE

DANS LES

HÉMORRAGIES ET DANS LE FIBROME DE L'UTÉRUS

PRÉCÉDÉE D'UN APERÇU SUR LES RELATIONS
DE LA GLANDE MAMMAIRE AVEC LES ORGANES GÉNITAUX DE LA FEMME
ET AVEC QUELQUES GLANDES ENDOCRINES

PAR

Le Docteur Jacques LUNCZ

DE LA FACULTÉ DE MÉDECINE DE PARIS

PARIS
VIGOT FRÈRES, ÉDITEURS
23, PLACE DE L'ÉCOLE-DE-MÉDECINE, 23

1911

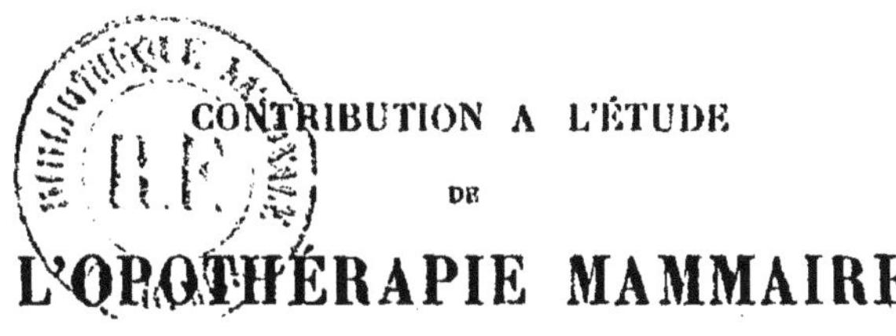

CONTRIBUTION A L'ÉTUDE

DE

L'OPOTHÉRAPIE MAMMAIRE

DANS LES

HÉMORRAGIES ET DANS LE FIBROME DE L'UTÉRUS

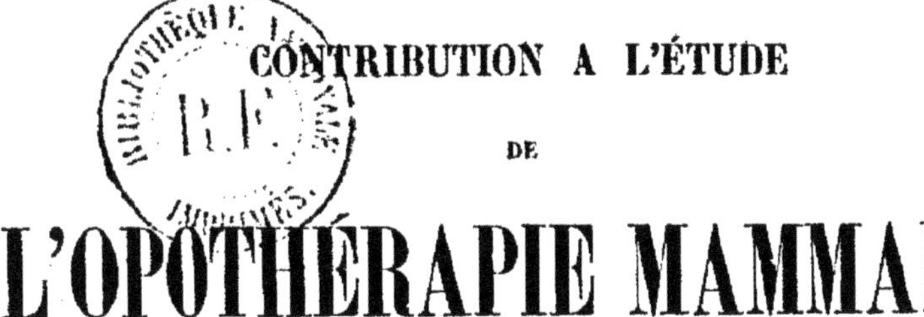

CONTRIBUTION A L'ÉTUDE

DE

L'OPOTHÉRAPIE MAMMAIRE

DANS LES

HÉMORRAGIES ET DANS LE FIBROME DE L'UTÉRUS

PRÉCÉDÉE D'UN APERÇU SUR LES RELATIONS
DE LA GLANDE MAMMAIRE AVEC LES ORGANES GÉNITAUX DE LA FEMME
ET AVEC QUELQUES GLANDES ENDOCRINES

PAR

Le Docteur Jacques LUNCZ

DE LA FACULTÉ DE MÉDECINE DE PARIS

PARIS

VIGOT FRÈRES, ÉDITEURS

23, PLACE DE L'ÉCOLE-DE-MÉDECINE, 23

—

1911

A LA MÉMOIRE DE MA MÈRE

DEBORAH LUNCZ

A MES MAITRES

MM. le Professeur CHANTEMESSE.
le Docteur LESAGE.
le Professeur PINARD.
le Professeur agrégé POTOCKI.
le Professeur POZZI.
le Professeur agrégé PROUST.
le Professeur RAYMOND (*In memoriam*).
le Professeur agrégé E. SCHWARTZ.
le Docteur SIREDEY.
le Professeur WIDAL.

A MON MAITRE

M. le Docteur Paul DALCHE.

Médecin de l'Hôtel-Dieu

A MON PRÉSIDENT DE THÈSE

M. le Professeur GILBERT

AVANT-PROPOS

L'étude des *Sécrétions internes* et de l'*Opothérapie*, tient actuellement, et à bon droit, une place importante dans les recherches de laboratoire et de clinique ; tant par ce qu'elle nous laisse entrevoir du fonctionnement humoral de l'organisme, que par ce qu'elle nous permet d'espérer au point de vue thérapeutique.

Du coup, ces faits remarquables de l'activité glandulaire : processus synergiques, vicariants ou antagonistes, que, depuis longtemps, la clinique nous avait révélés, reçoivent une interprétation satisfaisante ; et il nous devient possible, par une application logique de la théorie, d'apporter à la thérapeutique des procédés rationnels et nouveaux.

Dans le modeste cadre que nous nous sommes tracé, nous avons essayé de mettre au point la question de l'*opothérapie mammaire*.

Nous regrettons que l'insuffisance de temps et de moyens ne nous ait point permis de poursuivre, parallèlement à notre étude clinique, des recherches de laboratoire.

⁂

C'est dans le service de notre maître, M. le Dr Dalché,

à la Pitié d'abord, puis à l'Hôtel-Dieu, que nous avons poursuivi nos recherches cliniques.

Que notre maître veuille bien agréer l'expression de notre respectueuse gratitude pour les précieux conseils et les encouragements qu'il nous a donnés, comme aussi pour l'enseignement scientifique et professionnel que nous avons reçu de lui.

Nous adressons à M. le professeur agrégé Paul Carnot, l'hommage de notre respect. C'est au fécond enseignement qui se dégage de son beau traité : l'*Opothérapie*, que nous devons le meilleur de ce travail.

MM. les Drs Anselme Schwartz, professeur agrégé, chirurgien des hôpitaux, F. Jayle, Léopold Lévi et X. Bender, ont bien voulu s'intéresser à notre travail. Qu'ils veuillent bien croire à notre affectueuse reconnaissance.

***

Aux maîtres éminents de la Faculté et des Hôpitaux de Paris, de qui nous nous honorons d'avoir été l'élève, nous dédions respectueusement ce modeste travail.

CONTRIBUTION A L'ÉTUDE

DE

L'OPOTHÉRAPIE MAMMAIRE

DANS

LES HÉMORRAGIES ET DANS LE FIBROME DE L'UTÉRUS

PREMIÈRE PARTIE

LA MAMELLE

Aperçu sur ses relations avec les organes génitaux de la femme et avec quelques glandes endocrines.

I. — MAMELLE ET OVAIRE

1. La mamelle. Est-ce une glande à sécrétion interne ?

Le développement de la mamelle, tel qu'il se produit normalement chez la femme, à la puberté, constitue un caractère sexuel secondaire. La mamelle existe chez l'embryon et chez le nouveau-né de l'un et de l'autre sexe. A la naissance, elle participe à la « crise génitale ». Aussi bien chez les garçons que chez les filles, on peut observer un gonflement des mamelons et, dès le quatrième ou cinquième jour, une sécrétion lactescente, le « lait de sorcière », qu'on peut faire sourdre jusque vers le cinquième mois après la naissance (Variot). Puis la tuméfaction se résorbe, et l'organe entre dans un sommeil physiologique dont il ne sortira pas avant l'approche de la puberté. Désormais la mamelle sera l'attribut de la féminité. Son développement dans l'autre sexe ressortit à la pathologie. Ce sera par compensation que l'on verra apparaître les mamelles chez l'homme pour suppléer au déficit fonctionnel d'une autre glande endocrine : testicule ou thyroïde.

C'est à partir de la neuvième ou dixième année environ, que commence chez la fillette, en même temps que l'éveil de sa sexualité, le développement pubéral de la mamelle. Dès lors, elle sera intimement associée à toute la vie génitale de la femme. Elle en subira les fluctuations et s'éteindra avec elle. Chez presque toutes les femmes, les règles sont précédées d'une congestion plus ou moins marquée des seins qui deviennent plus sensibles ; l'aréole est plus colorée, et les mamelons durcissent au moindre attouchement. Lorsque, après les premiers rapports sexuels, tout l'appareil génital de la femme semble recevoir une impulsion nouvelle, que la gorge s'arrondit et que les formes s'accusent, la poitrine, elle aussi, se gonfle et s'épanouit. Mais c'est pendant la grossesse que les seins atteindront le maximum de leur développement. C'est alors que leur finalité s'affirmera et qu'ils pourront remplir leur rôle dans la conservation de l'espèce. Ils rétrocèdent progressivement à la ménopause, et s'atrophient dans la vieillesse.

Dans une certaine mesure, la mamelle peut subir le contre-coup des troubles fonctionnels et des processus pathologiques qui intéressent les organes génitaux de la femme ; de même, ses propres morbidités pourraient avoir quelque retentissement sur ces derniers.

Mais, est-ce une glande à sécrétion exclusivement externe, ne fonctionnant que sous l'influence de la puerpéralité? Ou bien, constitue-t-elle une glande à la fois exocrine et endocrine? Tout semble plaider en faveur de cette dernière hypothèse. Et plus on approfondit l'étude des sécrétions internes, plus on se convainc qu'il n'y a pas de glande, tant soit peu importante, qui n'ait la sienne. Comment une glande, si étroitement liée à la vie sexuelle de la femme, n'aurait-elle pas de rôle à remplir en dehors de la puerpéralité? Périodiquement nous la voyons se congestionner, devenir turgescente, puis s'affaisser. Pour une glande, congestion, hyperémie ne sont-elles pas synonymes de fonction ; et la fonction d'une glande n'est-elle pas de sécréter? A défaut de sécrétion externe, ce sera dans la circulation générale que la mamelle déversera les substances élaborées dans ses acini.

Mais ce qui prouve d'une manière indubitable que c'est bien à une glande endocrine que nous avons affaire, ce sont les faits de suppléances et d'hypertrophies vicariantes des mamelles observés en clinique. Dans certaines circonstances, la mamelle peut, grâce à une hypertrophie compensatrice, suppléer au défaut ou à l'insuffisance d'une sécrétion interne. Elle ne saurait le faire si elle n'était, elle-même, douée du pouvoir d'émettre dans l'organisme des substances similaires. Nous reviendrons en détail sur ce sujet, dans les chapitres qui suivent.

Il semble donc juste d'admettre qu'en dehors de la lactation, sécrétion externe, la glande mammaire possède aussi une sécrétion interne, nécessaire au maintien de l'harmonie humorale de l'organisme féminin.

2. Interdépendance mammo-ovarienne.

La glande mammaire joue, à vrai dire, un rôle secondaire dans la conservation de l'espèce ; elle n'intervient pas dans l'acte procréateur. Son rôle ne commence qu'après la mise au jour du nouvel être. Aussi l'absence ou l'extirpation des mamelles n'est pas incompatible avec la fonction de reproduction. C'est par ignorance que certaines peuplades primitives considèrent les mamelles, et les organes génitaux externes en général, comme les signes de l'aptitude à la fécondité de la femme ; de même que certaines sectes religieuses (les Scopzi en Russie), extirpent les mamelles chez les petites filles pour détruire la sexualité.

L'extirpation de la mamelle n'exerce aucune influence sur la capacité de reproduction des femelles. De Sinéty l'a démontré dès 1874. Voici le résumé de ses expériences rapportées dans le *Bulletin de la Société de Biologie* de 1874 (Paris, 1875, p. 120) :

Sur six femelles de cochon d'Inde auxquelles il a extirpé les mamelles, cinq avaient mis bas, et la sixième était en état de gestation. *L'absence de mamelle n'a donc aucune influence sur la triple fonction de fécondation, de gestation et de parturition.* Les nouveau-nés meurent par privation d'allaitement, mais ils viennent au monde vigoureux et forts. Enfin, chez les femelles privées de mamelles on ne voit pas se produire la glycosurie pendant la gestation, ou après la parturition. Donc la glycosurie gravidique dépend uniquement de la lactation.

Enfin sur quatre cobayes opérées de quatorze à dix-huit jours, *la mamelle s'est reproduite en partie :* elle a de chaque côté environ le quart de ses dimensions normales.

Cette dernière constatation semble plutôt étrange. L'opérateur, bien qu'il affirme avoir extirpé la glande en totalité, a dû laisser quelques bourgeons qui se sont développés ultérieurement.

La mamelle n'est donc pas un organe indispensable à la fonction de reproduction.

Autre chose est l'OVAIRE. Il est toute la femme et toute la féminité. « C'est par les ovaires, dit Virchow, que la « femme est femme. Toutes les particularités de son « corps, tous les traits de son esprit... en un mot, tout « ce que nous admirons, tout ce que nous honorons « de vraiment féminin chez la femme, est sous la dépen« dance de l'ovaire. » Il est le centre trophique de l'appareil génital de la femme et de toutes ses dépendances ; c'est de lui que dérivent et c'est vers lui que convergent tous les influx qui régissent leur destinée.

Le développement de la mamelle, à la puberté, est sous la dépendance de l'ovaire. L'extirpation de l'ovaire avant la puberté, empêchera l'éclosion des mamelles, ainsi que l'apparition des caractères sexuels secondaires de la femme.

Chez les animaux castrés de bonne heure, les mamelles ne se développent pas, alors qu'une greffe ovarienne heureuse les fait se développer. (Kehrer, Knauer, Halban). Foges (*Wien. klin. Wochenschr.* 1908, n° 5, p. 137) a démontré par des expériences répétées, que ce phénomène est dû à l'ablation de l'ovaire et non à l'atrophie concomitante de l'utérus. L'ablation de ce dernier organe n'a aucune influence sur les mamelles.

Halban aussi a castré des cobayes : il a constaté que les mamelles ne se sont pas développées. L'examen microscopique n'y décelait presque pas de tissu glandulaire.

Chez la FEMME, l'*amastie* se complique généralement d'absence ou de malformations ovariennes (1). Souvent l'ovaire correspondant au côté atteint d'amazie fait défaut, comme l'ont observé Cooper, Pears, Laycoq, Scanzoni et d'autres. De même l'infantilisme génital chez la femme, est accompagné d'un non-développement des mamelles. (H. Meige, *Iconogr. de la Salpêtrière*, 1895, p. 226, et Goffé, *Rev. de Gyn.*, 1902, p. 154.)

La *castration avant la puberté* est rare chez la femme. Le Dr G. Roberts, chargé d'une mission dans l'Asie centrale, rapporte qu'il a pu voir et examiner des femmes eunuques castrées avant la puberté et connues sous le nom d'Hedjeras. Voici *in extenso* le curieux et intéressant récit de ce voyageur (2) :

Hedjera : la signification de ce mot en langue *ourdou* est *eunuque, hermaphrodite*. Je ne croyais pas jusqu'à ce jour que le premier terme eût jamais été appliqué à la femme ; quant au second, on sait qu'il ne peut être employé ni pour

1. Il existe cependant des observations d'absence de mamelles avec intégrité de l'appareil génital interne. Puech en a réuni une dizaine d'exemples.

2. *De Delhi à Bombay*. Fragment d'un voyage dans les provinces intérieures de l'Inde en 1841 par M. le Dr G. Roberts, chargé par M. le ministre de l'Instruction publique d'une mission dans l'Asie centrale. Publié par la Société Orientale. Paris, 1843, Firmin Didot.

l'un ni pour l'autre sexe. J'ignorais aussi que la jalousie des orientaux, se défiant sans doute de ces êtres mutilés chez qui l'on trouve encore quelques restes de passion, eût été jusqu'à préposer des femmes également mutilées à la garde du *zinanah*. Tous les écrivains qui ont parlé des gardiens du sérail n'ont jamais mentionné que des nègres mâles de la côte d'Afrique ou des esclaves d'Abyssinie chez lesquels on avait fait, très jeunes encore, l'opération de la castration. Il paraît que les Hindous n'ont pas été étrangers à ces coutumes barbares, mais au lieu d'hommes ils employaient souvent des femmes auxquelles on faisait subir une opération consistant probablement dans l'atrophie ou l'ablation des ovaires.

Quelques heures après mon arrivée au sérail (caravansérail), je vis venir trois chanteuses. Elles exécutèrent quelques danses mêlées de chant au son d'un *tchiloumtchi* (1), ayant une légère dépression à son centre pour servir de point d'appui à une baguette de *pittel* (métal) qu'un *fakiri mahouli* (2) roulait entre ses doigts; il produisait ainsi un bourdonnement continu, entremêlé de vibrations, tantôt lentes, tantôt rapides. La voix mâle des chanteuses, leur haute stature, leurs mouvements brusques, accompagnés de gestes expressifs, me firent d'abord craindre que ce ne fussent des thâgs (3) dégui-

1. Instrument en cuivre ayant la forme d'un bassin.

2. Fakirs eunuques de la secte de Krischna, qui ayant fait vœu de chasteté, se font faire l'amputation de la verge. Celui-ci l'avait presque coupée à sa sortie de l'arcade sous-pubienne. Il était maigre, chétif, étiolé, avait une voix féminine, ce qui formait un contraste bien frappant avec les hedjeras. Cet état était-il la conséquence de l'opération qu'il avait subie? Non, sans doute; je l'attribuai plutôt à l'abstinence et au silence presque absolu qu'il s'était imposé; car j'ai vu à Laknao des eunuques chez lesquels on avait fait l'ablation des testicules sans toucher au pénis qui s'était presque atrophié; ils étaient imberbes, gras, grands; mais ils avaient aussi la voix enfantine.

3. Franc-maçonnerie d'assassins dans l'Inde.

sés, comme c'est assez leur usage dans l'Indoustan. Le mot *hedjera*, nom par lequel on les appelait et que j'entendais prononcer pour la première fois ne tendait qu'à fortifier cette croyance.

Après bien des pourparlers et moyennant quelques roupies, elles vinrent bien tard dans la nuit me visiter dans ma hutte. Elles me dirent que j'étais la première personne à qui elles découvraient leur nudité, que c'était pour elles un grand sujet de honte, à cause de l'état de stérilité forcée auquel elles étaient réduites. On sait que les Hindous, comme tous les Orientaux, y attachent le plus grand opprobre même pour la *kousbi* (courtisane). Point de gorge ni de mamelon; l'ouverture du vagin entièrement oblitérée et ne montrant aucune marque de cicatrice (1); le méat urinaire saillant et libre; atrophie complète du tissu cellulaire aux parties génitales, très prononcé sur le reste du corps, quoique cependant à un degré moindre; point de poils, quoiqu'elles n'eussent jamais fait usage du rasoir ou de l'épilatoire usité chez les Hindous des deux sexes; pas de hanches, c'est-à-dire aussi peu développées que chez l'homme; on eût dit que les branches descendantes des pubis et les branches ascendantes des ischions s'étaient réunies et soudées à la place que devait occuper le vagin; cette partie touchée à la main laissait sentir partout une légère saillie cartilagineuse sous-cutanée; les fesses étaient aplaties, les rotules saillantes; point de flux hémoroïdal, point d'hémorragie nasale pour suppléer au flux menstruel des époques périodiques, point de désir vénérien pour l'un ni pour l'autre sexe. Ces femmes étaient grandes, robustes, bien musclées, jouissant d'une bonne santé et âgées d'environ 25 ans; elles étaient de Feridabad: elles parcouraient les villes et les villages, prédisant les jours fastes et néfastes

1. La suture des organes génitaux externes de la femme était pratiquée chez certains peuples barbares. *L.*

et pratiquant la circoncision chez les enfants. Elles me dirent qu'il y avait à Delhi et à Agra plusieurs femmes de leur caste, *bhaéni* (frères, sœurs), mais je n'ai pas eu occasion d'en rencontrer d'autres. Des officiers anglais et des docteurs de la compagnie, qui ont fait un long séjour aux Indes, m'ont dit n'avoir jamais eu connaissance de ces *hedjeras*. L'opération est-elle pratiquée chez elles de la même manière qu'on l'a fait sur la femelle du cochon? C'est ce que j'ignore, je n'ai rien pu apprendre d'elles-mêmes. J'ai seulement découvert sur l'une d'elles, à la partie antérieure et supérieure de la crête des deux os des îles, une cicatrice d'un demi-pouce de circonférence; mais comme ce stigmate n'existait pas chez les autres, je n'ai pu en tirer aucune conséquence. D'ailleurs, il est d'habitude chez les Hindous, de se faire cautériser par un fer rouge, sur toutes les parties du corps où il y a douleur, engorgement ou rhumatisme; aussi n'en voit-on jamais sans cicatrices produites par ce mode de traitement. Un vieux brahmo, avec lequel j'eus occasion de parler des hedjeras à Indore (capitale du Malouah), m'assura qu'on produisait l'atrophie des ovaires en les piquant avec des aiguilles imprégnées dans le fruit du *bhel-phoul* (1) encore vert.

Miklucho Macley (2) a publié l'observation d'une jeune fille qui, castrée de bonne heure, ne présentait qu'une poitrine peu développée et un faible développement du tissu adipeux général. Moll a publié un cas analogue.

1. Arbre portant une fleur blanche, très odorante, dont les courtisanes se parent les cheveux ; on en met aux enfants autour du cou, en forme de chapelets. Le fruit est de la grosseur d'une grenade, avec une écorce semblable, mais sa pulpe est jaune et parfumée ; on en fait des sorbets délicieux.

2. Rapporté par Foges, W. klin. W., 1908, n° 3.

Chez les femmes *castrées après la puberté*, comment se comportent les mamelles ?

Il y a là une lacune, et dans les travaux très nombreux déjà qui ont été faits sur les troubles de la ménopause chirurgicale, on ne prête pas assez attention à l'état des mamelles. M. Jayle dit : « Je n'ai pas recherché systématiquement le retentissement de l'ovariotomie sur les seins. Cependant quelques malades m'ont dit que leurs seins étaient devenus plus flasques ou tombants ». M. le professeur Delbet dit que la castration, pratiquée *en dehors de la grossesse*, n'amène certainement pas l'hypertrophie des seins ; mais, quoi qu'on en ai dit, elle n'amène pas non plus l'atrophie.

Ferry, qui a observé 51 hystérectomisées, a trouvé chez 14, des seins moins volumineux qu'avant l'opération ; chez 7, les seins étaient plus volumineux ; chez 7 autres, les seins étaient plus gros et plus durs ; et 23 enfin, n'avaient accusé aucun changement.

Legueu signale le cas d'une femme, chez laquelle, à la suite de l'ablation d'un kyste de l'ovaire du côté droit, il se produisit une atrophie du sein du même côté. Cette atrophie était telle que, la femme étant devenue enceinte, le sein gauche paraissait, par comparaison avec l'autre, être le siège d'une tumeur, alors qu'en réalité il était normal. Quant au sein droit, il ne reprit son volume qu'après l'accouchement.

La question est donc loin d'être élucidée et demanderait à être reprise. Il semble, en effet, qu'après la puberté, l'atrophie mammaire ne suit pas *immédiatement* la castration. Quelquefois même, cette intervention semble donner un regain d'activité à la fonction mammaire (Hegar, Alterthum, Gruenbaum, Jayle, etc.) ; mais c'est là, semble-t-il, un phénomène passager. D'ailleurs, à la ménopause qui s'établit normalement, ne correspond pas non plus une atrophie immédiate et totale de la mamelle. La glande ne paraît décliner que lentement et progressivement, et c'est à la vieillesse seulement, qu'on peut observer sa complète atrophie.

Ajoutons que le tissu adipeux qui envahit les mamelles peut, dans une certaine mesure, donner le change et faire croire à un développement glandulaire qui n'éxiste pas.

Voilà donc établie l'interdépendance qui existe entre les deux glandes : la mamelle entièrement soumise à l'ovaire, ne se dévoloppant dès le début que si elle en a reçu une poussée; l'ovaire, au contraire, pouvant s'en passer, sans préjudice évident.

Par quelles voies les relations entre les deux glandes s'établissent-elles ?

Jadis on admettait que cette « intelligence » entre la mamelle et la sphère génitale de la femme, se faisait par l'intermédiaire du système nerveux. Des expériences répétées ont démontré qu'il n'en est rien (Eckhardt, Pfister, Goltz et Ewald, Ribbert, Basch). On a beau détruire toutes les voies nerveuses qui relient ces organes, aussi bien du système général que du système sympathique ; on a beau faire la section de la moelle, la mamelle évolue selon son mode habituel, lorsque la femelle devient grosse, et la lactation n'est pas influencée. L'expérience de Ribbert ne laisse aucun doute sur l'existence d'une influence humorale. Il a extirpé la mamelle chez un cobaye, et l'a transplantée derrière l'oreille. Elle s'est développée pendant la grossesse, et a sécrété après la mise bas. A la théorie des *réflexes nerveux* est venue se substituer celle, émise par Bayliss et Starling, des HORMONES, *réflexes humoraux* (1). C'est par l'intermédiaire d'une substance élaborée dans l'ovaire, d'une *sécrétion interne*, que la mamelle est impressionnée, sensibilisée pour ainsi dire, et entre en fonction. Et, réciproquement, ne pourrait-on pas dire, que cette glande, une fois en fonction, émettra, elle aussi, dans la circulation générale, des substances propres, qu'elle aura sa *sécrétion interne ?*

Ceci ne préjuge en rien quant à la nature même de cette sécrétion, qui ne sera pas forcément synergique de celle de l'ovaire. Du fait que l'influx ovarien est indispensable pour réveiller et mettre en mouvement la fonction mammaire, il ne s'en suit pas que la mamelle ne puisse réaliser, de son côté, une glande antagoniste de l'autre, ni que les substances élaborées par elle, ne soient douées du pouvoir de corriger, dans une certaine mesure, les effets des substances ovariennes, de modérer leur action et de réfréner les troubles, que ferait naître une exagération de la fonction ovarienne.

3. Antagonisme mammo-ovarien.

Remarquons tout d'abord que, dans le domaine des sécrétions internes, le terme *antagonisme* ne doit pas être pris dans son sens étroit. Il faut l'interpréter dans le sens d'une conception plus large, d'autant que nous

1. Kehrer (*Arch. f. gyn.*, 1910, XC, p. 159) vient de reprendre l'étude des rapports nerveux de la sphère génitale de la femme et de certains organes. Pour cet auteur, ces rapports existent indubitablement, en dehors des rapports humoraux.

ne savons pas évaluer la part exacte qui revient à chacune des deux glandes principales en jeu, et qu'également nous échappent les influences polyglandulaires qui se manifestent à cette occasion.

De cet antagonisme physiologique (1) de la mamelle et de l'ovaire, deux ordres de preuves ont été donnés : les unes tirées de l'état de grossesse, les autres de certains états pathologiques, liés à une insuffisance fonctionnelle de l'ovaire.

I

C'est pendant la GROSSESSE, a-t-on dit, alors que l'ovaire semble sommeiller (Depaul, Charrin), que la mamelle atteint le maximum de son développement ; de même, pendant la lactation, l'activité ovarienne semble, en partie tout au moins, supprimée. On a également invoqué les faits maintes fois observés d'atrophie utérine et ovarienne, consécutifs à des lactations prolongées (2). D'autre part, on constate qu'à mesure que l'ovaire récupère ses fonctions, la sécrétion lactée baisse et disparaît. Sans doute, ce dernier point n'a rien d'absolu. Nombreuses sont les nourrices réglées (54 °/。 selon les auteurs). Assez

1. Nombre d'auteurs ont parlé de l'antagonisme mammo-ovarien, Polano, Cramer, Vogt entre autres. Il ressort nettement des recherches de Federoff ; MM. Batuaud et Pochon se sont longuement arrêtés sur ce point, dans leurs études sur l'opothérapie mammaire.

2. « Laktations atrophie » des auteurs allemands (Vogt, Dœderlein, etc.). Pour ces auteurs il y a toujours un léger degré d'atrophie utérine, pendant la lactation, atrophie qui peut s'accentuer, s'étendre à l'ovaire et aboutir à la stérilité, dans certains cas de lactation prolongée.

généralement, les règles reviennent au quatrième ou au cinquième mois, après l'accouchement. Mais on ne doit pas oublier, que la fonction sexuelle est, de toutes, celle qui est la plus susceptible de s'adapter, et de se transformer sous l'influence de facteurs les plus divers. Et ceci expliquera, dans une certaine mesure, toutes les difficultés d'interprétation que cette question suscite, toutes ses contradictions et ses illogismes apparents. Ne voyons-nous pas, chez les animaux domestiques, la périodicité du rut se modifier. Chez la femme aussi, des facteurs multiples interviennent pour modifier la fonction dans son ordre primitif : le surmenage, la vie nerveuse des villes, les excitations de toute nature, et, en tout premier lieu, les excitations génésiques, ne doivent pas y être étrangers. Il semble qu'à la campagne, aussi bien que chez les peuples qui vivent plus près de la nature, on observe une plus grande incompatibilité entre la lactation et les fonctions ovariennes.

Y a-t-il vraiment incompatibilité entre la fonction ovarienne et le développement gravidique de la mamelle d'une part, entre cette activité et la lactation d'autre part ?

Voyons ce qui se passe pendant la *grossesse.*

L'*ovulation* subit une interruption pendant la grossesse, comme l'ont affirmé la plupart des auteurs (Négrier, Raciborski, de Sinéty, Schrœder, Kussmaul, Tarnier, etc.), d'après les autopsies de femmes mortes enceintes. D'autres (Scanzoni, Meyerhoffer) ont soutenu, il est vrai, que l'ovulation n'était pas supprimée, mais seulement retardée, pendant la grossesse. Dans tous les cas, la preuve de la possibilité d'une superfœtation est loin d'être faite.

Pour ce qui est de la *menstruation*, elle est complètement supprimée.

Peut-on en dire autant de la sécrétion interne de l'ovaire ? Mais c'est pendant les trois premiers mois de la grossesse, que le *corps jaune* prend un développement inaccoutumé. Frænkel a longuement insisté sur le rôle important joué par le corps jaune, au début de la grossesse : il prépare la muqueuse utérine et la rend apte à recevoir l'œuf fécondé. La destruction du corps jaune de grossesse chez les femelles, avant le treizième jour, provoque l'avortement.

Le rôle du corps jaune, glande à secrétion interne, au début de la grossesse, semble donc indéniable.

MM. Ancel et Bouin ont démontré, d'autre part, que c'est le *corps jaune* qui détermine, en toutes circonstances, le développement de la glande mammaire. Toutefois le développement gravidique des mamelles n'est que temporairement, soumis à l'influence du corps jaune ; après l'étiolement de ce dernier (après le quinzième jour chez la lapine, après le quatrième mois chez la femme), il se poursuivra grâce à d'autres facteurs.

En réalisant chez des lapines (animaux à ovulation non spontanée) des accouplements stériles (ligature des spermatiques chez le mâle), ou en faisant éclore artificiellement un corps jaune (ouverture d'un folicule de Graaf mur), ils ont pu constater tout d'abord un développement de la mamelle, comparable à celui qui se fait au début de la grossesse ; mais ce développement s'arrêta à mi-chemin, et à partir du quinzième jour, la mamelle se mit à regresser.

Tout le développement gravidique de la mamelle n'est donc pas sous l'influence du corps jaune. Il arrive un moment où celui-ci disparaît, et alors l'activité de l'ovaire semble vraiment éteinte (1).

Nous sommes enclins, à rapprocher ces constatations, de ce qui se passe chez la femme. Chez elle aussi, au réveil périodique de la sécrétion interne de l'ovaire, à l'éclosion du corps jaune, correspond un réveil de l'activité mammaire. Nous avons observé que le gonflement périodique des seins, chez la femme, précède d'une huitaine de jours environ, les règles ; l'arrivée de ces dernières coïncide avec l'affaissement progressif des seins. Le parallélisme entre le processus congestif de la mamelle et l'éclosion du corps jaune (qui s'effectue à la même époque), apparaît ici évident. C'est pendant ce court laps de temps (qui correspond au rut) que la femme passe par cet état particulier bien connu : plus affectueuse, plus irritable aussi, elle est souvent sujette à des bizarreries de caractère, à des troubles physiques et psychiques. Le flux menstruel vient apporter une atténuation à cet état.

A l'épanouissement de la glande endocrine de l'ovaire, correspond donc une hypertrophie congestive de la mamelle.

Il en sera de même pendant la grossesse : à l'exubérance du corps jaune, correspondra un développement plus considérable des seins.

Mais ce n'est là que le premier acte d'un processus physiologique. Le corps jaune gravidique, pour plus longue que soit sa destinée, ne disparaît pas moins vers

1. La régression du corps jaune de grossesse qui commence vers le quatrième mois, peut être retardé (Pottet), mais c'est exceptionnel.

le quatrième mois de la grossesse. La mamelle, totalement affranchie alors de l'influence ovarienne, n'a pas encore atteint le terme de son cycle évolutif. Sans doute, d'autres facteurs interviendront, pour assurer son développement ultérieur, mais pour ce qui est de l'ovaire, son rôle semble définitivement achevé (1).

Cette impulsion indispensable du corps jaune, que nous retrouvons toutes les fois que les mamelles entrent en fonction, ne prouve rien contre l'antagonisme mammo-ovarien. N'est-ce pas le propre des glandes antagonistes de se stimuler mutuellement, et de contre-balancer de la sorte leurs effets ? C'est de cet équilibre que dépend l'harmonie humorale de l'organisme, que tout empiètement, toute prépondérance, romprait. Point n'est besoin d'ailleurs pour étayer la théorie de l'*antagonisme mammo-ovarien* sur l'état de grossesse, d'une abolition complète et absolue de la fonction ovarienne.

1. Les recherches des divers auteurs sur le déterminisme du développement mammaire de la grossesse, sont loin d'être concordantes. Pour Halban ce sont des hormones placentaires qui vont impressionner les glandes mammaires. Starling et Miss Lane Claypon ont pu provoquer, chez des femelles vierges, une hyperplasie des mamelles, par l'injection d'extraits fœtaux ; ils n'ont rien obtenu, avec des extraits ovariens, ni avec des extraits de muqueuse utérine. Foa, d'une part, Biedl et Kœnigstein, d'autre part, ont fait des constatations analogues. Foges, par contre, ainsi que Basch, soutiennent que ce sont des hormones ovariens qui rendent les glandes mammaires capables de fonctionner ; mais ils ne sont pas utiles à la production du lait ; un autre facteur interviendrait : le placenta. MM. Ancel et Bouin n'ont pas encore fait connaître les résultats de leurs recherches concernant ce dernier point. Ils ne manqueront pas d'apporter pleine lumière sur la question.

Si cela était, ce serait plutôt des glandes endocrines similaires, synergiques, que la nature aurait tendance à faire entrer en jeu.

On pourrait toutefois dire que si, au début de la grossesse, les fonctions ovariennes ne sont pas toutes éteintes, elles ne tarderont pas à l'être un peu plus tard, lorsque le *corps jaune* aura achevé sa destinée.

D'ailleurs, une fois le fonctionnement gravidique des mamelles amorcé, l'extirpation des ovaires n'y apportera plus aucun trouble, pas plus qu'elle n'empêchera la lactation de s'installer, et de se poursuivre normalement. Des expériences répétées sur des animaux l'ont démontré.

En clinique, on ne compte plus les observations de femmes ayant subi une castration, pendant les premiers mois de leur gestation, sans influencer cette dernière, la gestation ayant continué à évoluer, et la lactation s'étant installée normalement.

Morrisson (Brit. gyn., mai 1895) pratique la castration pour tumeur ovarienne (kyste dermoïde contenant cheveux, dents, parcelles d'os), chez une multipare âgée de 32 ans, au quatrième mois de la grossesse. La grossesse a continué son évolution, et l'accouchement s'est fait normalement ; elle a mis au monde un enfant bien portant, et elle a eu une sécrétion lactée abondante.

Sur la *lactation*, la castration exerce une influence des plus heureuses. Elle la prolonge, de même qu'elle améliore le rendement et la qualité du lait. C'est une notion connue des cultivateurs, et la castration des vaches laitières est d'une pratique courante.

Babès et Occanu ont fait des expériences sur la chèvre. C. R., Acad. des Sc., 1905.) Ils ont constaté que la castration activait et prolongeait la durée de la sécrétion lactée, augmentait la quantité, modifiait avantageusement les éléments constitutionnels du lait : seule la teneur en lactose diminuait. Mironoff, par des expériences sur des animaux, arrive aux mêmes conclusions.

Chez la femme, la castration, au moment de l'accouchement, donne des résultats identiques. Celles qui ont subi le Porro peuvent très bien allaiter. M. le professeur Pinard, dans son enseignement oral, cite deux cas personnels ; M. Doléris a également rapporté un cas à la Société d'obstétrique. « La lactation est plus abondante et plus riche chez les femmes qui ont subi l'opération de Porro, » dit M. Delbet.

Il y a un cas remarquable de Vogt, concernant une ostéomalacique qui a subi une césarienne, suivie d'hystérectomie, et qui a pu très bien allaiter son enfant pendant neuf mois.

Cramer (*Monatschr. f. Geb. u. Gyn.*, 1907, p. 367) rapporte un cas non moins remarquable où une ostéomalacique, qui a subi une césarienne avec hystérectomie, a pu allaiter d'une façon parfaite son enfant pendant onze mois. Les symptômes de l'ostéomalacie avaient disparu complètement.

Faut-il rappeler certains autres rapprochements qui ont été faits entre quelques-unes des manifestations de la grossesse et des troubles qui sont ordinairement attribués à une insuffisance fonctionnelle des ovaires ?

L'obésité maternelle des premiers mois de la grossesse est bien connue, elle s'observe aussi chez les femelles (*Mlle Deflandre*).

Les modifications squelettiques (élancement rapide de la taille et modifications du côté du bassin) qui surviennent chez les primipares jeunes, témoigneraient aussi d'un trouble dans la sécrétion interne des ovaires (Halban).

Pendant la LACTATION l'ovaire fonctionne-t-il ? Nous avons déjà vu que la plupart des nourrices sont réglées, à partir du quatrième ou cinquième mois, et qu'il en est qui sont fécondées.

Il faut cependant reconnaître, que souvent le retour des règles chez les nourrices, coïncide avec une diminution de la quantité, comme de la qualité du lait. Les nourrissons supportent mal le lait aux époques menstruelles, et sont sujets à des troubles variés (Budin).

Il en de même chez les femelles. Le rut exerce une mauvaise influence sur le lait, et les éleveurs savent qu'il est alors toxique, et capable de provoquer des diarrhées.

La grossesse intercurrente n'est pas une indication absolue à cesser l'allaitement. Mais souvent la femme y est obligée, parce que son lait diminue ou que le nourrisson souffre.

La ponte ovulaire est observée, pendant la lactation, chez les femelles. Chez les laitières grosses, le lait continue à être de bonne qualité. Il tarit peu de temps avant la mise bas.

Si, de tout ce que nous venons d'avancer, on ne peut pas déduire (cela serait d'ailleurs sans intérêt) qu'il y a abolition fonctionnelle complète, et, en quelque sorte, *exclusion physiologique* de l'ovaire pendant toute la durée de la grossesse et de la lactation, on peut dire :

1° Qu'à partir du moment, où le corps jaune gravidique disparaît, l'activité ovarienne semble éteinte, pour le reste de la durée de la gestation.

2° Que, pendant la lactation, la fonction ovarienne est généralement limitée ; que ses manifestations font baisser la lactation, et qu'au contraire, la suppression radicale des ovaires la fait monter.

II

Examinons maintenant un autre ordre de faits, où se manifeste *l'antagonisme mammo-ovarien*. Nous voulons parler, en premier lieu, de *l'hypertrophie des mamelles*. Cette affection est décrite dans presque tous les traités. Dans les anciens surtout elle occupe une grande place, et on y voit rapportés des cas vraiment extraordinaires. Hunter Lane parle d'un sein dont le poids était de 30 livres. Le cas de Manec est reproduit par tous les auteurs (*Gaz. des Hôp.*, 1859, p. 45).

Velpeau rapporte le cas de la malade observée par Huston :

Il s'agit d'une négresse qui, réglée à 14 ans, devint *aménorrhéique* et depuis, ses mamelles se mirent à grossir et dans l'espace de deux ans acquirent un volume extraordinaire sans que sa santé générale en fût altérée.

De même Bouyer rapporte le cas d'une jeune femme qui, à la suite d'*arrêt des règles* voit ses mamelles grossir démesurément (*Bull. de l'Ac. de méd.*, XVI 18,50-51).

Les seins de la malade de Swiney diminuaient à chaque période menstruelle, pour reprendre ensuite leur volume primitif (Mac Swiney, The Dublin quarterly, *J. of.* med. Sc. 1870, XLIX, p. 349).

Jones a rapporté le cas d'une femme qui, après une *suspension menstruelle*, probablement due à un brusque refroidissement, fut atteinte d'aménorrhée et présenta pendant cinq ans, en guise de règles, un abondant écoulement de lait par les mamelons durant 36 heures.

Ce qui frappe, dans toutes ces observations, c'est le rapport entre l'hypertrophie des seins, et la suppression des règles. Huston (1), dans un autre cas d'hypertrophie des mamelles, a constaté à l'autopsie que les ovaires étaient plus gros qu'à l'état normal et semblaient malades. Chez une malade de Grahs, la mort survint par péritonite, après rupture d'un kyste de l'ovaire droit, alors que la mamelle correspondante était la plus volumineuse (*Schmidt's Jahrbuecher* 1863, CXVIII, p. 44) (2).

L'hypertrophie mammaire se manifeste généralement à la puberté, c'est-à-dire à l'âge où l'activité des glandes à sécrétion interne, des glandes sexuelles tout particulièrement, est à son maximum. « Cette hypertrophie porte sur tous les éléments de la glande » (Cornil). Elle ne ressemble en rien à une néoplasie maligne. Pas d'engorgement ganglionnaire, ni de métastase. Pas de mastite, ni d'écoulement par le mamelon. Pas de douleur ou exceptionnellement. La mala-

1. D'après Binaud et Braquehaye *in* Le Dent et Delbet, *Traité de Chir.*, t. VII.

2. *Ibid.*

die ne retentit qu'à la longue sur l'état général. Après une période de bonne santé, la malade se met à maigrir, elle perd l'appétit, s'anémie et meurt dans une sorte de *cachexie*. Maladie bien singulière et qui rappelle (de loin, il est vrai, et les symptômes caractéristiques en moins) une autre due, elle aussi, à l'hyperfonction d'une glande à sécrétion interne : la maladie de Basedow. La mamelle hypertrophiée semble déverser dans l'organisme, une quantité considérable de substances, nocives directement, ou par l'action inhibitrice qu'elles exercent sur la sécrétion d'une autre glande endocrine. L'ablation des seins hypertrophiés fait rentrer tout dans l'ordre : la santé redevient bonne, les règles reprennent généralement leur cours normal.

Mais cette forme d'hypertrophie mammaire est en somme, une rareté pathologique. Velpeau en a observé trois cas, Billroth deux ; Labarraque n'a pu réunir dans sa thèse que 55 observations. M. le professeur Pierre Delbet, qui a repris la question, a rapporté quelques observations personnelles d'un haut intérêt M. H. Caubet vient de publier un nouveau cas d'hypertrophie mammaire de la puberté. Cet auteur attire l'attention sur le facteur *hérédité* dans l'étiologie de cette affection.

Nous laisserons de côté tous ces cas extraordinaires, pour ne nous occuper que d'une forme atténuée et plus commune d'hypertrophie des mamelles (1).

Il s'agit d'une hypertrophie par congestion et par

1. Il ne saurait être question ici, à peine est-il besoin de le dire, de la forme adéno-fibromateuse de l'hypertrophie des mamelles.

hyperfonctionnement plutôt que d'une hyperplasie des mamelles, d'une HYPERMASTIE, si on nous permet ce terme. Cette *hypermastie*, qui coïncide avec un fonctionnement moindre des ovaires, serait d'observation plus fréquente, si on la recherchait systématiquement chez les femmes qui se plaignent d'aménorrhée plus ou moins prononcée.

Pour peu que cette augmentation du volume des seins s'accompagne de quelques nausées ou autres troubles, pour peu que le ventre de ces malades se mette à grossir, nous aurons l'histoire de la « grossesse nerveuse ». Et il nous sera d'autant plus difficile de détromper ces femmes, qu'elles auront vu leurs seins grossir et sécréter du colostrum.

Il est assez commun, dit Depaul, que je sois consulté par des femmes qui se croient enceintes parce qu'elles ont vu leur ventre se développer, *leurs seins grossir, leurs règles se supprimer*. Après examen, je trouve qu'elles sont affligées de l'obésité du ventre.

Les relations qui existent entre l'hypertrophie des mamelles et l'affaiblissement de l'activité ovarienne, ont attiré l'attention de tous les auteurs.

Voici ce que dit Velpeau à ce propos :

Les règles perdent en général leur abondance, ne reviennent plus à des époques aussi exactes, souvent même elles se suppriment tout à fait. La voix éprouve quelques changements, elle devient rauque. Plusieurs des malades se sont plaintes d'enrouement, et de difficultés de parler pendant un certain temps.

Encore quelques traits, et nous aurons le tableau de l'insuffisance ovarienne. Velpeau a pensé que la grossesse pourrait peut-être amener des résultats heureux.

L'état des mamelles se lie d'une manière si intime à l'état de la matrice qu'il était permis de penser que le coït et la gestation deviendrait un remède contre l'hypertrophie des seins... Malheureusement, ajoute-t-il plus loin, les femmes, atteintes d'hypertrophie de la mamelle, ne deviennent pas facilement enceintes.

Voici l'opinion de M. le professeur Delbet, quant à l'étiologie de *l'hypertrophie mammaire*:

Il me semble résulter, qu'il y a une relation directe entre la puberté et l'hypertrophie des mamelles. Quant au rapport de cette hypertrophie avec la menstruation, il ne présente rien de précis. L'excès de développement mammaire commence soit avant, soit après l'apparition des règles. Quelquefois la menstruation ne s'établit pas, ou bien elle cesse rapidement ; mais elle peut se continuer d'une manière à peu près régulière. Quoi qu'il en soit, *le fait fondamental, le rapport entre l'excès de développement des mamelles et de la puberté, persiste.* Ce rapport est si net, si précis, qu'on peut considérer l'hypertrophie des mamelles comme une simple exagération de travail physiologique, dont les seins sont normalement le siège, au moment de la puberté, c'est-à-dire, qu'il existe une *hypertrophie mammaire de la puberté.*

Donc, sauf en ce qui touche les règles, M. le professeur Delbet fait ressortir, lui aussi, le rapport étroit qui existe entre cette affection et le fonctionnement de l'appareil génital de la femme.

Dans le *Dictionnaire encyclopédique des sciences*

médicales, Bouchacourt (art. Mamelle) avait également dit, que l'hypertrophie des mamelles coïncide d'habitude avec la stérilité, qu'elle se développe à la puberté ou à la ménopause, et qu'elle est toujours accompagnée de troubles des organes génitaux.

Bardescu, qui a publié un cas d'hypertrophie énorme des mamelles, rapporte cette dystrophie à un trouble de la sécrétion interne de l'ovaire.

M. Jayle nous a bien des fois fait remarquer à la consultation du service de gynécologie (Prof. Pozzi) de l'hôpital Broca, que l'existence de glandes mammaires très développées (ne pas confondre avec des seins gros et graisseux) est souvent en relation avec des phénomènes d'insuffisance ovarienne d'une part, et, d'autre part, avec une tendance peu marquée à la fécondité.

Que faut-il espérer de la grossesse ?

Pour ce qui est des cas extrêmes, les avis sont partagés. M. le professeur Delbet a vu, dans un cas personnel, la régression de l'hypertrophie, à la suite de la grossesse ; dans un autre cas, au contraire, il a vu une terminaison fatale. Labarraque affirme que la lactation manque chez les accouchées atteintes d'hypertrophie des mamelles. C'est là une affirmation gratuite Par contre, si on ne considère que les cas d'hypertrophie moyenne de la mamelle, les seuls qui nous intéressent, nul doute que la grossesse, si elle peut être obtenue, et la lactation, ne puissent y apporter un remède (1). Il n'y a pas que la grossesse; le rappel des

1. Dans un but thérapeutique Fingerhut a conseillé d'établi artificiellement une sécrétion lactée. (*Arch. gén. de méd.*, 1837, 3e série, II, 446.)

règles peut y remédier, dans les cas les plus simples. Labarraque conseille de rappeler le flux menstruel par tous les moyens (rubéfaction des membres inférieurs, sangsues à la face interne des cuisses, etc.). Les succès obtenus par ces moyens, ne sont pas rares.

Aujourd'hui nous nous adresserions à l'opothérapie ovarienne.

Et s'il était besoin d'une preuve nouvelle, pour démontrer l'antagonisme fonctionnel des deux glandes, pour prouver que l'exagération de l'activité mammaire est en raison directe de l'affaiblissement de celle de l'ovaire, les bons résultats de cette opothérapie nous la fourniraient.

M. Pochon a rapporté à la Société médicale de l'Élysée (1er mars 1909) quelques observations typiques. Il s'agit de femmes qui, à la suite d'une suppression ou d'une diminution des règles, voient leurs seins grossir, devenir douloureux ; quelquefois il y a une véritable montée laiteuse, et les règles absentes sont remplacées par un écoulement lacté. Chez la plupart de ces malades, l'administration de cachets d'ovarine a fait revenir les règles, et a supprimé la fluxion mammaire.

Il nous a été donné d'observer récemment un cas analogue :

Une jeune femme de 24 ans vient consulter, à l'Hôtel-Dieu, parce qu'elle se croyait enceinte. Depuis quatre mois elle se voit *grossir du ventre et des seins*. Ses règles se sont à peine montrées une ou deux fois, et elle se plaint de *céphalées*. A l'examen on trouve un petit utérus. M. Dalché lui prescrit de la poudre d'ovaire en cachets. La malade est revenue au bout de trois semaines. Ses règles étaient revenues, assez abondantes. Elle a diminué de 3 kilos de poids, et le gonflement des seins a disparu.

Autre observation récemment recueillie :

Mme R..., 36 ans, mariée depuis dix ans; pas de grossesse. Réglée à 11 ans; règles abondantes, régulières, mais douloureuses. Femme très nerveuse. Depuis quatre mois elle a de l'aménorrhée. A chaque période absente, elle ressent des douleurs dans les seins. A la palpation, on constate que les seins sont gros et durs. Au toucher on trouve un utérus petit. La médication ovarienne lui est également ordonnée. La malade n'a pas encore été revue.

Ces poussées congestives douloureuses des seins sont connues; elles se manifestent dans l'aménorrhée, on peut de même les constater au début de la ménopause.

Examinons maintenant quelques autres faits cliniques, dans lesquels les troubles ovariens et les troubles du côté des seins, coïncident.

Les cas de sécrétion lactée *supplémentaires*, ne sont pas rares dans la littérature. Nous venons d'apporter un cas typique (Jones).

J. R. Wallau (1) rapporte un cas de suppression de la menstruation pendant six ans, avec phénomènes vicariants du côté des seins. A chaque période menstruelle, les seins grossissaient, le lait montait et coulait abondamment. Il a obtenu la guérison en quatre semaines, par la dilatation de l'utérus.

La *galactorrhée* coïncide presque toujours avec une suppression des règles. Il est des cas extraordinaires, tel celui rapporté par Arnheim (*Deutsch. med. Wo-*

1. Indian. med. J., 1898, 22 oct., rapporté par Cramer.

chenschr. 1907), qui persistait depuis quatre ans et -le-demi et qui résistait à toute médication.

Vogt a rapporté un cas de *galactorrhée* très abondante, consécutive à une brûlure profonde des seins, et que rien n'a pu arrêter.

L'agalactie est-elle en rapport avec une hyperovarie ? La chose n'a pas été étudiée. Rappelons que c'est souvent une maladie familiale, héréditaire.

Nous avons déjà dit que le retour des règles coïncide souvent avec une diminution plus ou moins marquée de la sécrétion lactée, et que chez les nourrices réglées, à l'époque menstruelle, correspond une *hypogalactie* transitoire.

Dans les affections inflammatoires de l'utérus et des annexes, on a maintes fois signalé une tuméfaction des seins, avec ou sans sécrétion lactée. On l'a également observée dans les fibromes utérins. Après des interventions gynécologiques, des faits analogues se sont produits (Grünbaum, et d'autres) ; M. Jayle nous a dit qu'il connait quelques cas d'hypertrophie des seins avec ou sans sécrétion, consécutive à des hystérectomies ; mais ce sont là des manifestations passagères.

On connait également des *hémorragies supplémentaires* des seins. Sur 280 cas de règles supplémentaires, Puech relève 25 fois des hémorragies par les seins.

Les *ecchymoses spontanées* des seins, signalées pour la première fois par Astley Cooper, doivent également relever d'un trouble ovarien. Cet auteur dit d'ailleurs qu'on les observe surtout chez des jeunes filles à menstruation pénible et irrégulière. Chipault a publié l'observation d'un cas analogue. (Un cas d'hémorragie hystérique des seins, *Presse méd.* 1896.)

La *mastodynie* a été observée dans les affections de l'utérus et des annexes ; on l'a aussi signalée dans le fibrome utérin. Il existe une forme de mastodynie dite *essentielle* qui réalise le type décrit sous le nom de « sein douloureux », et dont la pathogénie demeure obscure. Ne devrait-on pas la rapporter aux glandes sexuelles de la femme ?

De ce second ordre de faits exposés, *l'antagonisme mammo-ovarien* semble découler nettement. Toutes les fois qu'il y aura soit hypertrophie, avec hyperplasie, des glandes mammaires, soit hypertrophie congestive simple, on pourra affirmer qu'il y a trouble de la fonction ovarienne. Le rétablissement de cette fonction coïncidera presque toujours avec une diminution du volume des seins et leur retour à l'état normal.

II. — MAMELLE ET UTERUS

Les relations de la mamelle et de l'utérus se font-elles directement, ou bien par l'intermédiaire de l'ovaire? On sait que, par la succion ou par tout autre mode d'action exercée sur le mamelon, on peut provoquer des contractions utérines. Le contraire n'est pas réalisable : c'est-à-dire qu'en excitant la muqueuse utérine, on ne voit apparaître aucune réaction du côté des mamelles. Freund a pu faire cette constatation sur des centaines de malades, soumises à la galvanisation intra-utérine, pour des métrorragies ou des fibromes.

Cette non-réciprocité d'influence semble indiquer que les deux organes ne réagissent pas directement l'un sur l'autre, mais par le moyen d'un intermédiaire.

L'utérus possède-t-il une sécrétion interne ?

Fellner(1) admet que l'utérus possède une sécrétion interne hypertensive, déterminant la menstruation. Cette sécrétion serait antagoniste de celle de l'ovaire. Il a démontré que l'injection intra-veineuse d'extraits utérins est toxique et provoque des coagulations dues à la proportion élevée de thrombokinases contenues dans l'utérus.

1. Volkmanns Samml., 1908, n° 508.

Fédéroff admet, également, l'existence d'une excrétion interne utérine, antagoniste de celle de l'ovaire.

Schucking (1) a cherché à établir l'action des éléments de l'utérus gravide sur l'ovulation, qui cesse pendant la gestation L'injection d'une émulsion de muqueuse utérine, prélevée sur des lapines normales, et sur des lapines à différentes étapes de gravidité, à des lapines normales, semble empêcher la gravidité, bien qu'elles aient toutes été mises en contact avec des mâles.

Ces expériences ne sont pas probantes et l'existence d'une sécrétion interne, utérine, n'est pas unanimement admise.

Sur les rapports très importants qui existent entre la mamelle et l'utérus, et sur leurs conséquences thérapeutiques nous reviendrons plus loin (2).

1. *Centralbl. f. gyn.*, 1904, n° 14, p. 165.

2 Rappelons que les organes génitaux externes peuvent également être influencés par des excitations parties des glandes mammaires (érections clitoridiennes et hypersécrétion des glandes de Bartholin).

III. — MAMELLE ET THYROIDE

Les relations de l'ovaire et de la thyroïde ont été particulièrement bien mises en lumière, pendant ces temps derniers, cliniquement ainsi qu'au point de vue expérimental. La stimulation exercée par l'ovaire sur la thyroïde d'une part, l'antagonisme des deux glandes d'autre part, sont notions classiques. Arrêtons-nous un instant sur ce qui se passe pendant la grossesse.

Sur les états thyroïdiens, l'hypertrophie gravidique de la thyroïde, exerce une influence des plus variables. Chez la même malade, on peut voir une maladie de Basedow débuter à l'occasion d'une première grossesse et s'améliorer lors d'une autre grossesse. Tel est le cas de la malade observée par Charcot. Basedow, Trousseau, Pinard et d'autres auteurs, ont rapporté des cas où la grossesse a eu une influence heureuse sur la maladie de Basedow; Freund, par contre, a observé le contraire.

Dans leurs remarquables Études sur le corps thyroïde, MM. Léopold Lévi et H. de Rothschild ont donné une explication de ces réactions si contradictoires.

Cependant et d'une façon générale, les états d'hypothyroïdie bénéficient d'une grossesse intercurrente. Il y a, en outre, toute une série de troubles et d'entités morbides que MM. Léopold Lévi et H. de Rothschild ont si judicieusement rattaché à l'hypothyroïdie: la migraine, l'asthme, le rhumatisme chronique, etc., qui peuvent s'atténuer ou disparaître pendant la grossesse. Il se fait, comme l'ont dit ces auteurs, une « autothérapie ». Les troubles de l'hypothyroïdie disparaissent, grâce à l'hyperthyroïdie gravidique.

Aujourd'hui on admet que l'exaltation thyroïdienne n'est pas seule à produire ces effets heureux, et que d'autres glandes y coopèrent. Parmi celles-ci, n'y aurait-il pas place pour une glande, sur le rôle endocrine de laquelle nous venons d'insister? Nous voulons parler de la mamelle.

Il y a tant d'analogies entre les vicissitudes physiologiques de la thyroïde et celles de la mamelle, qu'on pourrait se demander s'il n'existe pas, entre elles, quelques synergies.

Voyons, comment la mamelle répond aux affections thyroïdiennes.

Au cours de la maladie de Basedow, on a observé une résorption plus ou moins prononcée et même une *atrophie* des seins. Ceux-ci peuvent réapparaître avec la guérison. Il faut se garder de mettre ce fait sur le compte de l'amaigrissement général, car il le dépasse de beaucoup en intensité (Sattler). D'autre part, comme le fait remarquer Sattler, les organes génitaux internes ne participent pas toujours à ce processus atrophique.

Dans sa thèse, Kœben signale l'atrophie rapide et fixe d'une des mamelles chez une basedowienne. Chez une autre malade, la mamelle atrophiée reprit peu à peu son volume, à mesure que le goître, les palpitations et l'exophtalmie disparaissaient (Tapret).

Kocher, sur 64 basedowiennes, a pu observer chez 17, une fonte des mamelles, mais chez aucune cette résorption n'est allée jusqu'à la complète atrophie, Cholmogoroff, chez une basedowienne âgée de 32 ans, qui était à sa onzième grossesse, a vu survenir une atrophie des seins, quoique la malade fût dans la seconde moitié de sa grossesse. D'autres observateurs ont signalé des faits analogues.

L'hypertrophie des mamelles, au cours de la maladie de Basedow, est beaucoup plus rare. Elle est d'autant plus frappante, que les basedowiens sont des sujets émaciés.

Basedow a observé, chez un homme de 50 ans qu'il soignait, la tuméfaction des seins ; le gauche surtout était développé et douloureux, et présentait un lacis veineux, il sécrétait du colostrum (Sattler). Trousseau a également observé l'hypertrophie des mamelles, chez un malade atteint d'un goître exophtalmique. Von Mikulicz(rapporté par Rheinbach), a vu chez un basedowien avancé, la tuméfaction des deux seins, qui étaient chacun de la grosseur d'un demi-citron, non douloureux. Dès le quatrième jour après la ligature des 4 artères thyroïdiennes, cette tuméfaction céda. Hill Griffith (Sattler) rapporte le cas d'une jeune fille de 24 ans, atteinte de la maladie de Basedow qui, en même temps qu'elle perdait ses cheveux, vit ses seins s'hypertrophier.

Freund dit qu'il a souvent observé, que l'hypertrophie de la thyroïde était accompagnée d'une hypertrophie des mamelles, allant jusqu'à la sécrétion.

Rappelons enfin un fait physiologique : la tuméfaction gravidique du corps thyroïde cède après l'accouchement.

Sa régression commence dès le deuxième jour, c'est-à-dire, qu'elle coïncide, avec la montée laiteuse.

Voilà des faits assez démonstratifs, pour affirmer les relations étroites de la mamelle et de la thyroïde.

Bien plus, la mamelle peut, dans certains cas, s'élever à la hauteur d'une glande *vicariante* de la thyroïde et suppléer aux défaillances de cette dernière.

L'observation de Djemil Pacha (*Arch. intern. de Chir.*, 1903, I, p. 81) est concluante à ce sujet.

Djemil Pacha a vu, à la suite de l'extirpation des deux mamelles hypertrophiées de façon gênante chez un gynécomaste, se manifester une cachexie strumiprive typique. « C'est une expérience cruciale involontaire sur l'homme, dit M. Apert, qui prouve que les mamelles sont susceptibles de s'hypertrophier de façon vicariante chez les hypothyroïdiens. »

M. Apert a aussi publié un cas de myxœdème fruste avec hypertrophie des parotides et des mamelles (*Iconogr. de la Salpêtrière*, 1904, mai-juin). Ce malade présentait des signes d'hypothyroïdie, suffisants pour porter le diagnostic de myxœdème fruste. En se basant sur l'observation de Djemil-Pacha, l'auteur a pensé que l'hypertrophie des mamelles était chez son malade *compensatrice* de l'hypothyroïdie.

Depuis, MM. Léopold Lévi et Henri de Rothschild ont publié un cas analogue (*Études sur la physio-pathol. du corps thyroïde*, p. 126). La photographie de leur malade montre une hypertrophie des seins, en même temps qu'un développement inusité des parotides (Maladie de Mikulicz). Ce malade était un myxœdémateux fruste.

Les expériences faites pour démontrer l'action favorisante des deux glandes, l'une sur l'autre, sont peu concluantes, contradictoires même.

Les expériences de MM. Parrhon et Goldstein sur l'état du corps thyroïde. à la suite de l'extirpation de la glande mammaire, soit au contraire à la suite des injections d'extrait mammaire, sont peu probantes. Les voici :

1° Chienne adulte. Extirpation complète des mamelles, 17 août 1907. L'animal est sacrifié le 5 mars 1908. Macroscopiquement, pas de modifications de la thyroïde. Microscopiquement, on observe des follicules de dimensions variées, remplis de colloïdes dont la plupart présentent une ectasie évidente Cette expérience unique ne prouve rien.

2° Chienne adulte. Injection de glande mammaire de truie. Après sacrification : la thyroïde présente une ectasie manifeste, bien que pas trop exagérée, ainsi qu'une abondante production de colloïde.

Donc, réactions semblables, dans deux expériences opposées.

Hertoghe, par contre, a pu obtenir, par des injections d'extraits thyroïdiens, chez une vache laitière, l'augmentation de la sécrétion lactée.

Moussu, chez une chèvre thyroïdectomisée, a trouvé une sécrétion lactée défectueuse.

Jeandelize a vu, chez une lapine thyroïdectomisée, le lait persister six mois après la mise bas, bien qu'elle n'allaitât pas.

Par contre, chez une myxœdémateuse fruste, qui avait donné le sein à un enfant, n'ayant survécu que peu après l'accouchement, ce même auteur n'observa pas de lactation prolongée.

Quoi qu'il en soit, la synergie qui existe entre les deux glandes, thyroïde et mamelle, est cliniquement démontrée.

Dans certains cas d'insuffisance thyroïdienne, il pourrait y avoir suppléance ; les manifestations de la cachexie strumiprive n'éclateront pas, grâce à une hypertrophie compensatrice des mamelles. En d'autres termes, la secrétion interne thyroïdienne déficiente ou absente sera suppléée par une *sécrétion interne émanant des mamelles*. Car, comment expliquer autrement les faits observés ?

Il faudra donc se méfier d'un développement démesuré des mamelles chez un gynécomaste, et se garder d'y porter atteinte.

D'autre part, ne semble-t-il pas que l'opothérapie mammaire aurait quelques indications, dans certains cas de myxœdème fruste où, pour une raison ou pour une autre, le corps thyroïde ne peut être ordonné ?

On sait que l'opothérapie thyroïdienne a été proposée contre les ménorragies et les métrorragies, et dans le fibrome (Jouin). Elle a donné et donne, dans certains cas, des résultats appréciables. Ces résultats sont évidemment dus à la *correction* apportée par la médication, au trouble ovarien.

C'est contre les mêmes états pathologiques, et dans un même esprit thérapeutique, que l'opothérapie mammaire doit être préconisée.

IV. — MAMELLE ET HYPOPHYSE

Dans les syndromes hypophysaires, quelles sont les modifications qu'on observe du côté des seins?

L'insuffisance génitale semble faire partie intégrante des syndromes hypophysaires. Or, on sait — et, on l'a formulé sous forme de loi — que, dans chaque sexe, les *caractères sexuels secondaires*, sont sous la dépendance de l'organe principal, qui commande à la sexualité. Leur apparition, chez un individu appartenant à un sexe, où ils sont normalement absents, se fera, si cet organe disparaît ou devient insuffisant. Mais il faut qu'il y ait eu commencement de fonctionnement sexuel: sans quoi, l'individu gardera le type infantile. De là ces variations dans l'habitus extérieur des individus atteints des mêmes dystrophies glandulaires, selon l'âge auquel elles se sont manifestées.

D'après la loi mentionnée, nous devrions rencontrer la gynécomastie parmi les acromégaliques hommes, tandis que les femmes atteintes de cette affection, ne devraient pas présenter de développement mammaire. Il en est souvent ainsi. L'acromégalique homme de MM. Rénon, Monier-Vinard et Delille (V. thèse Delille, obs. 3) était un gynécomaste, de même que l'acromégalique présenté par M. Thibierge à la Société médicale des Hôpitaux. Chez les femmes acromégaliques, par contre, on observe généralement des seins peu développés, comme il ressort des observations de la remarquable thèse de M. Arthur Delille.

M. Laignel-Lavastine a cependant observé en 1907, dans le service de M. le professeur Landouzy, une acromégalique dont les seins, assez fermes, contenaient du lait après la ménopause.

Pour ce qui est du *syndrome adiposo-génital*, l'embompoint excessif pourrait faire croire à l'apparition des mamelles chez l'homme, de même qu'il pourrait masquer la disparition de l'élément glandulaire chez la femme. Cependant, avec un peu d'habitude, on arrive à discerner l'élément glandulaire de l'élément adipeux.

Nous avons minutieusement interrogé à ce sujet et observé une malade que M. le Dr Dalché soigne depuis le mois de juin 1910. A aucun moment, son attention n'a été attirée du côté des seins (c'est une malade qui s'observe et se scrute) ; ni fluxion périodique ; ni douleurs, et les règles absentes n'ont donné lieu à aucun phénomène vicariant de ce côté. Nous lui trouvons des seins assez gros mais mous, et on ne sent presque pas d'éléments glandulaires, à la palpation.

Chez les hommes qui présentent ce syndrome, on a signalé l'existence des mamelles. S'agit-il de formations pseudo-mammaires, dues à des accumulations et à des distensions graisseuses, ou bien sont-ce des mamelles vraies ? Il ne semble pas qu'on s'en soit préoccupé jusqu'à présent.

V. — MAMELLE ET SURRÉNALE

Il existerait un rapport surréno-mammaire, d'après les expériences d'Ehrmann. La lactation permet à l'organisme de résister, momentanénent, à la suppression des surrénales. C'est ainsi que l'extirpation de ces organes détermine la mort chez le chat, au bout de vingt-quatre à quarante-huit heures, tandis que les femelles, en état de lactation, survivent jusqu'à neuf jours.

VI. — MAMELLE ET THYMUS

Je ne trouve pas mention d'un rapport thymo-mammaire. Mais je voudrais faire remarquer ici, comme cela a déjà été fait, à propos de l'ovaire (Blondel), que le développement de la mamelle, qui se fait parallèlement avec celui de l'ovaire, coïncide avec la disparition du thymus. La mamelle antagoniste de l'ovaire le serait, au même titre, du thymus.

VII. — MAMELLE ET TESTICULE. LES GYNÉCOMASTES

Les rapports qui existent entre le développement des glandes mammaires chez l'homme, et l'atrophie ou l'insuffisance testiculaire ont été reconnus depuis longtemps.

Les gynécomastes primitifs sont souvent des cryptorchidiens, des monorchidiens, des hyporchidiens, des infantiles ; les hermaphrodites mâles sont le plus souvent porteurs de mamelles. Dans sa thèse d'agrégation, M. le professeur Le Dentu rapporte le cas d'un malade qu'il a observé dans le service du professeur Laugier : c'était un monorchidien gauche qui présentait une hypertrophie mammaire du même côté. Cette gynécomastie primitive apparaît presque toujours à la puberté.

Mais il y a une gynécosmatie secondaire, consécutive à une lésion ou à insuffisance testiculaire acquise.

La maladie de Mikulicz s'acompagne souvent de gynécomastie (cas de M. Apert, et cas de MM. Léop. Lévi et H. de Rothschild).

L'orchite ourlienne (Charcot, Girard, Lereboulet), l'orchite traumatique (Lacassagne) peuvent la faire naître. L'orchite blennorragique, ainsi que l'orchite tuberculeuse, qui ne frappent que l'épididyme, n'occasionnent pas d'hypertrophie des mamelles.

Les lésions testiculaires unilatérales peuvent amener l'hypertrophie du sein correspondant. Martin a rapporté (*Gaz, hebd.* 1877, p. 591) l'observation de deux soldats vigoureux, bien portants, normalement constitués, qui furent mutilés par des éclats d'obus. Peu après la disparition de leurs testicules, ils virent leurs seins s'hypertrophier.

On a observé la gynécomastie, à la suite de la castration, chez l'homme. Mais, pour que la gynécomastie se produise, il faut qu'il y ait eu commencement de maturité sexuelle. Les eunuques orientaux, castrés dans le jeune âge, ne présentent pas de gynécomastes (Sévastopoulo, cité par Olphan, thèse Paris, 1880).

Il doit y avoir d'ailleurs aussi une *gynécomastie tardive* qui apparaît avec l'âge, à mesure que la puissance virile baisse. Parmi les malades d'un certain âge qui sont soignés dans les salles d'hôpital, surtout chez ce x qui présentent un certain degré d'*obésité* (autre signe d'insuffisance génitale), on observe des gynécomastes vrais ou faux. Il serait intéressant de vérifier ce point.

Les gynécomastes primitifs présentent en même temps d'autres caractéristiques féminins : absence de poils aux joues et au menton, voix grêle, élargissement du bassin, perversions sexuelles, etc.

A quoi tiennent ces caractères sexuels dits *secondaires*, et d'où vient qu'ils puissent, le cas échéant, céder la place à ceux du sexe opposé ?

Voici l'explication qu'on en a donnée : tout être humain est en état d'hermaphrodisme latent. Toute femme a des caractères mâles secondaires, et tout homme des caractères femelles secondaires, qui sommeillent normalement, mais qui peuvent s'éveiller dans certaines conditions.

L'éclosion et l'épanouissement des caractères secondaires propres à chaque sexe, sont éminemment liés à l'harmonie des sécrétions internes. Tout trouble dans ces secrétions, tout particulièrement dans celle de l'ovaire chez la femme, du testicule chez l'homme, pourrait avoir une répercussion sur ces caractères ; il pourrait les faire regresser, et même leur faire céder la place aux caractères secondaires du sexe opposé.

Pour illustrer ces faits, rien ne vaut le cas Friederich-Grawitz, que nous rapportons d'après Biedl (*Innere Sekretion*, p. 334.)

Il s'agit d'une jeune fille de 20 ans, bien constituée, présentant les caractères extérieurs de la femme (seins bien développés, menstruation régulière). Sans cause apparente, elle voit ses règles cesser ; puis progressivement elle change d'habitus extérieur, pourprendre le type masculin. Les formes perdent leurs rondeurs, le corps se couvre de poils ; les seins deviennent flasques, les cheveux de la tête raccourcissent, se clairsèment, la voix change, et des poils durs lui poussent aux joues et à la lèvre supérieure. Trois ans plus tard, cette personne est opérée pour un kyste multiloculaire de l'ovaire, avec pédicule tordu, et meurt de péritonite.

La mamelle glande à sécrétion interne

Cliniquement, le rôle de la mamelle, en tant que glande endocrine, semble donc démontré. Il ressort du fonctionnement mammaire normal, chez la femme, aussi bien que de ses déviations pathologiques dans l'un et l'autre sexe.

Sans doute, la sécrétion interne de la mamelle n'a pas, dans le métabolisme général de l'économie, l'importance de celle de la thyroïde ou de la surrénale. Sécrétion interne d'ordre secondaire, elle n'est pas moins utile au maintien de l'harmonie humorale chez la femme. Ses troubles ne tardent pas à retentir sur l'organisme féminin. Le plus souvent, pensons-nous, ils sont la conséquence d'un trouble ovarien.

Dans l'un et l'autre sexe, la mamelle, en tant que glande endocrine, peut intervenir de façon vicariante ; son rôle croît alors en importance, avec l'importance de la glande qu'elle a fonction de suppléer.

L'observation de Djemil Pacha a la valeur d'une expérience.

L'ablation de mamelles hypertrophiées, déterminant le fonctionnement normal de l'ovaire, constitue une autre expérience clinique.

Au point de vue de sa structure histologique, il est vrai, la mamelle ne réalise pas le type des glandes vasculaires sanguines ; elle ne présente pas, non plus, de glande interstitielle, comme le testicule ou l'ovaire. Il ne semble pas que ce soit une raison suffisante pour dénier à la mamelle le caractère de glande à sécrétion interne. Aussi bien la théorie histologique des glandes endocrines, comme aussi l'histoire des processus histo-chimiques dont elles sont le siège, échappent-ils encore, en grande partie, à nos moyens d'investigation.

RELATIONS THÉRAPEUTIQUES ENTRE LA MAMELLE ET LES ORGANES GÉNITAUX INTERNES DE LA FEMME

1. Affections ovariennes et utérines

Les relations de la mamelle et des organes génitaux de la femme, sur lesquelles nous avons tant insisté, ont été entrevues et connues de tout temps.

Cette notion a maintes fois servi de base à une thérapeutique qui se proposait d'influencer l'un de ces organes, en intervenant sur l'autre.

Hippocrate dit (Aphorisme, 50) : « Pour arrêter le flux menstruel, il faut appliquer une ventouse volumineuse sur les mamelons. »

L'effet de la succion des mamelons pour réveiller la contractilité utérine est bien connu. Dans certain traité de malthusianisme (1), il est conseillé, pour éviter la fécondité, d'exercer des succions, trois fois par jour, sur les mamelons. Pour déterminer la contractilité de l'utérus, Scanzoni avait imaginé un appareil ventouseur en caoutchouc ; il a pu provoquer avec son appareil l'interruption de la grossesse.

1. Buttenstedt, Glüecksehe, cité par Polano. — La sinapisation des seins, a été également conseillé, contre les retards de règles (Temesvargs).

Plus récemment, Freund a combiné une ventouse électrique qui, appliquée sur les seins des femmes enceintes, déterminait des contractions utérines Dans bien des cas, il a dû l'enlever précipitamment, par crainte d'avortement. Son appareil a pu lui rendre service dans un cas d'accouchement laborieux, qui se prolongeait depuis plusieurs jours, avec atonie complète de l'utérus.

Selon cet auteur, l'utérus est directement influencé par la mamelle ; il nie tout intervention ovarienne.

Polano (1), par contre, parle nettement de l' « antagonisme biologique » de la mamelle et de l'ovaire, lorsqu'il vient proposer une thérapeutique de la dysménorrhée. Son traitement est le même, que celui que Howitz avait recommandé contre le fibrome de l'utérus, et dont il sera question plus loin. Il applique, pendant les jours qui précèdent les règles, et pendant leur durée, une ventouse de Klapp sur le bout des seins et la laisse en place un quart d'heure à une demi-heure. Ce traitement a réussi dans un certain nombre de cas. Les règles deviennent moins douloureuses et moins abondantes ; souvent elles reviennent avec des retards allant de cinq à dix jours.

Mais c'est principalement dans le traitement de fibrome que les procédés, qui consistent à intervenir sur un organe capable d'exercer, à distance, une influence sur l'utérus, ont été mis en avant.

La question constitue l'un des points importants de notre thèse et nous lui consacrons un chapitre spécial.

1. *Muench. med. Wochenschr.*, 1907, n° 43.

FIBROME DE L'UTÉRUS.

La pathogénie et l'évolution des fibromes utérins sont étroitement liées au fonctionnement de l'appareil génital de la femme. La stérilité semble y prédisposer, alors que la maternité en préserve, dans une certaine mesure.

L'âge auquel cette affection se manifeste, le terrain sur lequel elle évolue de préférence (les obèses, les arthritiques sont des insuffisantes glandulaires), sa grande fréquence (1), enfin sa régression possible, après une grossesse suivie de *lactation*, ou à la ménopause, nous démontrent encore le rôle joué par l'ovaire dans son histoire. Cette ingérence ovarienne se retrouve ici, à chaque pas.

Presque constamment, on observe des lésions des ovaires dans les fibromyomes, et Hégar déjà s'était demandé, devant cette coïncidence, s'il ne fallait pas chercher dans ces altérations ovariennes, la cause des néoformations utérines.

1. D'après Bayle un cinquième des femmes en sont atteintes après 35 ans. Les négresses fournissent une proportion encore plus élevée (Gaillard Thomas). Rappelons que chez ces dernières l'appareil mammaire est particulièrement relâché et flaxide.

Daniel (*Rev. de Gyn. et de chir. abd.*, 1903, pp. 25, 193), sur *200* cas de fibromes relevés tant dans le service de notre maître M. le professeur Pozzi, que dans la littérature, a relevé, dans 172 cas, des lésions soit de l'ovaire seul, soit des lésions tubo-ovariennes.

On sait d'autre part avec quelle régularité les troubles ovariens retentissent sur le corps thyroïde. Or, Freund, qui a examiné l'état de la thyroïde chez des centaines de malades gynécologiques, a pu se convaincre qu'il n'y a guère que le fibrome utérin où la thyroïde soit atteinte de façon constante. Il ajoute que contrairement à ce qui se passe après l'accouchement, le goître ne rètrocède pas, après l'ablation de la tumeur. M. Guinard a observé une malade atteinte de fibrome, chez laquelle les manifestations du goître étaient contemporaines des premières métrorragies.

On a aussi observé dans le fibrome, une hypertrophie des seins avec sécrétion lactée, autre signe, pensons-nous, de trouble ovarien.

Comment expliquer les troubles cardio-vasculaires qui s'observent, avec une si grande fréquence dans les fibromes utérins ? Car, si ces troubles peuvent venir compliquer d'autres tumeurs abdominales, ici, leur coïncidence est telle qu'on serait en droit de se demander s'il n'y a pas relation de cause à effet.

Fleck (*Arch. f. Gyn.*, 1904, LXXI, p. 258) incline à placer la cause primitive et commune des myomes utérins et des dégénérescences contemporaines du myocarde, dans l'ovaire, et dans une adultération particulière de la sécrétion interne de cet organe ; d'où la production d'un produit toxique circulant dans le sang et produisant la dégénérescence de la fibre musculaire cardiaque et de l'utérus.

Il y aurait enfin un rapprochement à faire entre une autre complication, non rare, des fibromyomes, la glycosurie, et celle qui s'observe si souvent à la ménopause (Lecorché) (1).

Mauvais fonctionnement de l'ovaire et fibromes utérins se côtoient de si près, qu'on serait tenté de partager, dans une certaine mesure, la manière de voir de Fleck.

D'autre part la régression spontanée des fibromes, survenue à la suite d'une grossesse suivie de lactation, ou après la ménopause, a été dûment constatée par nombre d'auteurs.

Pour nous résumer, quel que soit le moment étiologique de l'intervention de l'ovaire dans la maladie fibreuse, son rôle est évidemment considérable dans la marche de la maladie. Les hémorragies utérines sont sous sa dépendance, et elles constituent la plus grave des complications.

Aussi, l'idée d'intervenir sur les ovaires, pour amen-

1. La glycosurie peut d'ailleurs venir compliquer d'autres affections génitales et même des tumeurs abdominales sans connexion avec l'appareil génital. La disparition d'une glycosurie légère après l'ablation d'un kyste de l'ovaire, par exemple, a été signalée (Calmann, Henkel). Gottschalk a rapporté à la Société allemande de gynécologie (1899) 3 observations de femmes atteintes de fibromes utérins avec glycosurie. Deux ne furent pas opérées et moururent; chez la 3e il vit, après l'opération, une glycosurie grave se transformer en une forme légère (V. Calmann, *Muench. med. Wochenschr.*, 1910, n° 38).

der les symptômes et pour enrayer la marche des fibromes, est déjà relativement ancienne.

L'« opération de Battey », ou la castration ovarienne, a été pratiquée contre les fibromes presque en même temps (1376) par Hegar en Allemagne, et par Trenholme en Amérique. Elle trouva d'ardents défenseurs dans tous les pays (Lawson-Tait, Duplay, Bouilly, Segond, etc.). Ses résultats étaient des plus encourageants : ménopause artificielle, arrêt des hémorragies et régression de la tumeur, semblaient marcher de pair.

Aujourd'hui que l'hystérectomie est devenue une opération bien réglée, courante, cette intervention limitée aux ovaires n'a plus sa raison d'être ; elle relève de l'histoire.

A côté de cette action radicale sur les ovaires, d'autres procédés, préconisés pour combattre les fibromes utérins, empruntent également leur efficacité relative, aux modifications qu'ils déterminent dans la physiologie de l'ovaire.

La médication thyroïdienne préconisée par Jouin (Soc. d'obst., 1895), et à laquelle certains gynécologues recourent toujours, ne doit ses succès, qu'à la mise en jeu de l'antagonisme thyro-ovarien.

Howitz (1) (de Copenhague) a proposé, en 1896, un moyen fort curieux, à savoir : l'aspiration exercée au moyen de ventouses sur les mamelles. Matin et soir on appliquerait, pendant dix minutes, une ventouse autour de chaque mamelon. Grâce à ce moyen, il a obtenu la régression des tumeurs fibreuses, et l'arrêt des mé-

1. *Ann. de Gyn et d'Obst.* 1896, p. 68.

trorragies. Ces résultats seraient surtout marqués chez des malades ayant dépassé 40 ans (1).

Sans doute, Howitz croyait déterminer de la sorte, une action directe sur la contractilité utérine. Il n'en est rien. L'hyperémie provoquée par les ventouses, en activant la sécrétion interne de la mamelle, exerce une action frénatrice sur la sécrétion interne de l'ovaire, et amène la cessation des troubles.

C'était de *l'opothérapie avant la lettre.*

2. Affections du sein.

Nous avons déjà mentionné les résultats obtenus par l'opothérapie ovarienne dans les *hypermasties*, qui accompagnent l'aménorrhée. On pourrait l'essayer également dans les mastodynies de même étiologie.

Dans les inflammations aiguës des seins, comme dans les inflammations chroniques, de toute nature, y a-t-il répercussion du côté de l'appareil génital ? existe-t-il des troubles menstruels ? La chose n'a pas été systématiquement recherchée, et demanderait à être contrôlée. A propos du cancer du sein, voici ce que dit Léon Tripier (*Dict. encycl. des sciences médicales*, 1871) : « Après la ménopause, plusieurs malades nous ont dit avoir vu leurs règles revenir, au moment où les tumeurs avaient pris un développement plus considérable. Dans deux circonstances, il nous a été donné de faire l'autopsie et nous n'avons trouvé aucune altération du côté de l'utérus » (et du côté des ovaires ?).

1. Au Congrès de Rome, la succion des mamelons a été préconisée contre le fibrome utérin

Des chirurgiens anglais, et Beatson d'Édimbourg en tête, ont proposé de traiter le CANCER INOPÉRABLE DU SEIN par *l'extirpation des ovaires.*

Beatson fit cette opération à trois malades ; il les soumit, en outre, après l'opération, au traitement thyroïdien.

En 1896, il présenta ses premières malades, à la Société de chirurgie d'Édimbourg : chez deux de ces malades, il avait obtenu une rétrocession de la tumeur.

Il fut imité par Stanley Boyd (1) (*Brit. méd. J.*, 1897, 1899, 1900), et par Herman (*ibid.*, 1900 et 1901), ainsi que par nombre de chirurgiens anglais.

En dépouillant leurs observations, on est frappé des résultats remarquables obtenus dans certains cas : régression progressive des infiltrations cancéreuses, cicatrisation des surfaces ulcérées, survie prolongée.

Deux travaux d'ensemble, très importants, ont été publiés sur cette question : celui d'Alexis Thomson (*Brit. med. J.*, 1902, 1538), et celui de H. Lott (*Lancet*, 1905).

Si cette opération n'a pas suscité beaucoup d'émulation en dehors de l'Angleterre, c'est que tous les yeux étaient alors tournés vers des procédés thérapeutiques nouveaux : la radiothérapie, la fuguration, qui n'ont pas répondu, hélas, à ce qu'on en attendait.

Schwizinger avait cependant proposé cette opération au Congrès de Berlin (1899).

En France, M. Guinard a rapporté, à la Société de Chirurgie (séance du 6 janvier 1904), l'observation d'une

1. Les essais de Stanley Boyd et de Beatson de traiter le cancer de l'utérus par la castration, ne donnèrent aucun résultat.

femme âgée de 45 ans à laquelle il fit une hystérectomie, pour un volumineux fibrome de l'utérus. Cette femme, qui présentait en même temps un cancer du sein droit, avait refusé qu'on y touchât. M. Guinard fit mouler le sein de la malade, à plusieurs reprises, après l'opération.

A son grand étonnement, il vit, à la suite de son intervention, les ganglions axillaires disparaître et la tumeur mammaire diminuer. Au moment où il présenta sa malade, onze semaines après l'opération, « il n'y avait plus trace de ganglions dans l'aisselle, les adhérences de la tumeur n'existaient plus, les adhérences au grand pectoral étaient notablement assouplies ». La biopsie avait montré qu'il s'agissait d'un squirrhe.

M. Guinard a bien voulu nous renseigner sur les destinées ultérieures de cette malade, qu'il a pu suivre. Après une période de régression, le cancer a repris son évolution, et la malade est morte *trois ans* après l'opération. Mais, ajoute M. Guinard, notablement, sans son hystérectomie, cette malade n'aurait pas survécu plus de *dix-huit mois*.

Le professeur Henri Reynès, de Marseille, rapporta également, au Congrès français de Chirurgie (Paris 1907), l'observation d'une malade atteinte d'un cancer bilatéral inopérable des seins, et qui tira grand profit de la castration.

Nous reproduisons le résumé de cette communication d'après la *Revue de Chirurgie* (1907, XXXVI, p. 514) :

Le 20 mai 1903, M. le Dr Reynès voit une femme de 32 ans, bien réglée, sans enfant, atteinte d'un double cancer des seins inopérable, avec adhérence à la paroi, infiltrations bilatérales des ganglions, vaste ulcération à gauche et cachexie. Il lui fait une castration utéro-ovarienne, mettant en application les principes de Beatson de Glasgow.

Le diagnostic d'épithéliome fut confirmé par Cornil.

Les 19 et 20 avril et le 18 octobre 1904, il présenta son opérée à l'Académie de Médecine, à la Société de Chirurgie, au Congrès de Chirurgie.

L'effet de la castration fut remarquable, tant au point de vue local que général. Les ulcérations se cicatrisèrent spontanément ; les tumeurs rétrocédèrent ; les deux mamelles s'atrophièrent. Pendant trois ans et demi, le résultat resta très satisfaisant. Puis des récidives se sont produites dans les deux mamelons, lesquels sont formés d'un épithélium de conduction, distinct de l'épithélium de sécrétion des acini. *Les mamelons étaient restés un peu gros et menaçants.* Malgré la radiothérapie, la maladie progressa, et en février dernier elle forma une vaste ulcération cancéreuse à droite, atteignant les plans thoraciques, les parties molles et les os. L'intervention était précaire, en cet état ; deux fois, le 28 avril et le 22 mai 1907, la malade fut curettée par moi et traitée par mon confrère de Keating-Hart, par la fulguration, sans résultat. Les effets de la castration sur les tumeurs malignes de la mamelle m'ont donné en somme dans un cas désespéré *une survie de quatre ans*. Des effets semblables et de durée variable, sans être constants, ne peuvent plus être discutés ; ils ont été proclamés par Beatson, Cheyne, Abbe, Herman, Boyd, Pearce, Gould, Ève, Whaterhouse, Guinard, Thierry, Pinard.

Dans un travail récent (auquel nous empruntons des indications concernant la question qui nous occupe), Cahen (1) propose de *compléter* systématiquement toutes les interventions pour cancer des seins, par

1. *Deutsche Ztschr. f. Chir.*, 1909, XCIX, p. 415.

une castration, afin d'éviter les chances de récidive.

Que faut-il penser de cette méthode nouvelle ? Elle ne nous semble pas rationnelle. Car, il faut bien l'admettre, ce n'est que *secondairement* que la castration peut agir sur le cancer. La ménopause chirurgicale détermine une régression des seins et, sans qu'on s'en explique la raison, ce processus régressif peut gagner le néoplasme. En d'autres termes, l'action de la castration sur le néoplasme est une action médiate, par l'intermédiaire de la glande mammaire. La mamelle enlevée, il est évident que cette action ne peut plus se produire. D'ailleurs le cancer du sein débute assez souvent après la ménopause, et on l'a observé chez des femmes ayant subi une hystérectomie (1).

Dans tous les cas, et les faits l'ont prouvé, l'opération de Beatson mérite de ne pas tomber complètement dans l'oubli. Elle peut avoir ses indications.

La castration, comme premier temps, ou plutôt comme opération préliminaire, dans le traitement de certains

1. Il y a une observation intéressante de Watson Cheyne, rapportée dans une chronique anglaise de la Muenchener Mediz. Wochenschr. (1908, n° 49, p. 2562) ; cet auteur a constaté la régression spontanée, survenue après la ménopause, des récidives d'un cancer du sein. Il s'agit d'une femme de 50 ans à qui on avait amputé un sein en 1901. L'examen microscopique avait confirmé le diagnostic de cancer. En 1903, elle présenta des noyaux métastatiques sous le tégument du thorax et de l'abdomen. Comme ces métastases étaient inopérables, on lui parla de l'ovariotomie, opération que la malade refusa. En 1907, la malade a fait savoir, par lettre, que depuis trois ans, ses nodosités se sont mises à disparaître, peu de temps après l'installation de sa ménopause, et que sa santé s'est améliorée. La malade fut examinée et on ne trouva plus trace de noyaux cancéreux.

cancers des seins, suivie à bref délai, dès que les effets de cette intervention se seront suffisamment manifestés, de l'extirpation du néoplasme, mériterait d'attirer l'attention des chirurgiens.

On pourrait se demander pourquoi les chirurgiens, qui ont traité par la castration les cancers inopérables des seins, n'ont pas ultérieurement, procédé à l'extirpation des masses cancéreuses, réduites et désormais abordables.

M. Reynès, dans la communication que nous venons de rapporter plus haut, dit, à propos des récidives qui se sont produites dans les deux mamelons : « Ces mamelons étaient restés un peu gros et menaçants. »

Que ne les a-t-il enlevés ?

DEUXIÈME PARTIE

OPOTHÉRAPIE MAMMAIRE

1. Historique

En tant que *galactogogue,* les préparations mammaires ont été préconisées dès l'antiquité. Par contre, l'opothérapie mammaire dans les *hémorragies* et dans *le fibrome* de l'utérus, est une acquisition récente de la thérapeutique gynécologique.

a) Comme galactogogue

Avicenne recommandait les tétines de brebis et de chèvre aux nourrices insuffisantes.

Au Moyen âge, il était de croyance populaire que les tétines de brebis et de chèvre, cuites avec leur lait, favorisent la production du lait chez les nourrices.

« D'autre part, dans la pharmacopée de Shrœder (1), il est dit qu'aux remèdes qui font venir le lait, on peut ajouter « les tétines d'une jeune vache, cuites, desséchées et pulvérisées ».

1. Commentée par Ettmüller. Lyon, 1698.

« Plus récemment, Prip (1) de (Copenhague), essaie de ranimer, par ce moyen, une sécrétion lactée défaillante (les seins de ces femmes étaient flasques et leurs enfants diminuaient de poids). Il fit prendre à six malades, une mamelle entière de vache, en trois jours, sous forme de préparations variées : bouillie, rôtie, grillée, hachée, même fumée, etc.

« Il obtint ainsi, sur ces 6 cas, 5 succès, caractérisés par une augmentation de la sécrétion lactée ; mais l'interruption du traitement ramena promptement les phénomènes d'insuffisance » (2).

Pryor (de New-York), et Pochon (de Paris), ont obtenu des résultats à peu près identiques, par l'administration de cachets d'extrait mammaire, c'est-à-dire, qu'ils ont vu la sécrétion lactée augmenter, chez des nourrices déficientes, mais d'une façon transitoire.

M. Pochon vante surtout l'effet de cette médication chez les nourrices réglées, dont le lait diminue à chaque époque menstruelle. Il y a remédié en prescrivant des cachets mammaires, à prendre quelques jours avant et pendant les règles. Il lui semble avoir observé plus rarement, dans ces conditions, les troubles digestifs, si fréquents chez les nourrissons, pendant l'époque menstruelle des nourrices.

Quoi qu'il en soit, de la valeur des préparations mammaires comme galactogogues, aujourd'hui, on a tendance à leur préférer l'opothérapie placentaire, dont les effets se sont montrés supérieurs et plus fidèles. (Brindeau, Bouchacourt.)

1. Prip (N.), *in Hospitalstidende*, 1903.

2. Ce passage est tiré du travail de M. Bouchacourt (*Rev. d'hyg. et de méd. inf.*, 1907).

b) Dans les hémorragies et dans le fibrome de l'utérus

C'est R. Bell, de Glasgow, qui, le premier, eut l'idée (1896) d'avoir recours à la médication mammaire, dans le fibrome de l'utérus. Il avait déjà obtenu quelques succès, en pareil cas, avec la médication thyroïdienne ; mais, à cause des inconvénients sérieux, què présente cette dernière, il essaya de la remplacer par l'extrait mammaire. Sous l'influence de cette nouvelle médication, il put voir les métrorragies cesser, la tumeur regresser, et l'état général se relever.

Shober, de Philadelphie (1898), imita son exemple : il constata que, si le traitement n'amène pas une régression totale de la tumeur fibreuse, du moins, il en amende les symptômes ; les hémorragies s'arrêtent, et les règles reprennent leur cours normal.

En Amérique encore, W. R. Pryor (1901) obtint des résultats encourageants dans le traitement de certaines métrites hémorragiques, et surtout dans celui du fibrome. Il vante l'innocuité du traitement, comparé à celui par l'extrait thyroïdien.

H. W. Crouse, de Philadelphie (1902), eut aussi à se féliciter du succès que le traitement mammaire lui a donné, dans quelques cas de fibromes utérins, et dans des métrorragies de nature diverse.

C'est vers cette époque, que les auteurs russes commencèrent à s'occuper de la question de l'opothérapie mammaire. Ils emploient un extrait mammaire spécialisé sous le nom de *Mamminum-Poehl*, dont ils vantent la supériorité sur les produits similaires.

Féderoff (1901) se livre à des expériences de laboratoire, en même temps qu'il entreprend des études cliniques, sur l'extrait mammaire. Dans les cas de fibrome, il obtient la regression de la tumeur, la cessation des hémorragies, la disparition de la douleur.

Kalabin (1908) a également recours avec succès, au traitement mammaire.

En même temps (1908) le Dr Goldmann (de Brennberg), publie des cas heureux traités par la même méthode.

Les auteurs russes insistent beaucoup sur l'action sédative du Maminum-Pœhl, sur le système nerveux. Sellheim (1908) le prescrit avec quelque succès dans les troubles nerveux (épilepsie, neurasthénie, etc.), en rapport avec des affections gynécologiques.

Mais, certes, l'étude clinique la plus complète a été faite par A. Mekerttschiantz. Sa première expérience du traitement date de l'année 1901. Depuis, il a pu suivre un grand nombre de malades, et réunir 50 observations personnelles. Contre les fibromes utérins, selon lui, l'opothérapie mammaire constitue le traitement de choix, c'est la pierre de touche, à laquelle il faut soumettre tout fibrome, avant de se décider à une intervention sanglante.

Dans les affections non fibromateuses de l'utérus, il a également recours au traitement mammaire, dans toutes celles qui s'accompagnent d'un état congestif de l'organe.

En Allemagne, sauf le travail de Goldmann, et un article publié, dès 1897, par Kleinwaechter, où il est parlé des tentatives de Bell, l'opothérapie mammaire ne semble pas avoir suscité une grande émulation.

Et en Angleterre, son pays d'origine, elle semble avoir été quelque peu délaissée.

En France, c'est à M. le Dr Battuaud que revient le mérite d'avoir fait connaître ce traitement. Dans diverses communications, il en a étudié les heureux effets, dans le traitement des hémorragies utérines de toute nature. C'est sur ses indications que l'extrait mammaire a été préparé, pour la première fois en France, par MM. Hallion et Carrion (1902), et c'est lui, qui en a établi la posologie (1).

M. le Dr Pochon, et un certain nombre d'autres praticiens l'ont suivi.

Le Dr Pochon a surtout fait ressortir l'antagonisme, qui existe entre les glandes mammaires et ovariennes, et il a insisté sur les indications thérapeutiques qui en découlent.

M. le Dr Dalché expérimente, depuis assez longtemps la médication mammaire, et dans beaucoup de cas, il n'a eu qu'à se louer de son efficacité. Comme la plupart des auteurs cités, il a cependant constaté la grande variabilité d'action, et l'inconstance de ses effets thérapeutiques. Tantôt, elle donne des résultats rapides, et cela dès les premières prises ; d'autres fois, au contraire, ses effets se font attendre, ou même font totalement défaut.

Quoi qu'il en soit, nous sommes en présence d'un médicament d'origine animale, exerçant une action spécifique, dans la plupart des affections hémorragiques de l'utérus, et sans danger aucun pour la santé générale.

Étudions son mode d'action et ses indications.

1. *Rev. des mal. de la nutrition,* 1909, n° 6, p. 260.

2. Mode d'action et indications.

Féderoff est le seul auteur, qui ait cherché à déterminer, expérimentalement, l'action de l'extrait mammaire. Dès 1898, il entreprit une série d'expériences avec diverses substances animales, l'extrait mammaire et l'extrait de muqueuse utérine, entre autres; il a établi que ces deux substances se comportent comme des antagonistes vis-à-vis de l'extrait d'ovaire. D'après ses recherches, l'extrait mammaire (Mamminum Poehl) accélère les battements du cœur et fait baisser la pression sanguine dans les carotides, tandis que l'extrait d'ovaire (Ovarinum-Poehl), élève rapidement la pression sanguine et ralentit l'activité cardiaque.

Ce même auteur a injecté dans la cavité péritonéale des lapins des émulsions de glande mammaire dans du sérum physiologique. Il a fait jusqu'à 5 injections, à chaque animal, espacées par un intervalle de cinq à six jours; il les sacrifia ensuite. Chez les lapines injectées, il a trouvé, invariablement, un utérus plus petit que chez les témoins.

Voici ce que donnait l'examen microscopique : Dans la muqueuse, relativement peu de vaisseaux, mais le stroma montrait une forte infiltration cellulaire, dans les replis en particulier. A côté de l'atrophie des éléments musculaires, on voyait, dans la couche musculaire, une riche prolifération du tissu conjonctif interfasciculaire; mais c'est la couche longitudinale externe, qui était surtout modifiée : elle n'avait plus sa structure uniforme; interrompue par place, elle était traversée par une prolifération du tissu conjonctif. Souvent, les vaisseaux étaient directement sous la séreuse. Dans le *stratum vasculare*, les vaisseaux étaient peu développés et leurs parois très épaissies.

L'extrait mammaire serait donc, selon Féderoff, une substance hypotensive. Il exercerait, en outre, une action élective sur la musculature utérine ; en déterminant des contractions utérines il entraînerait une dégénérescence de la musculature et des vaisseaux de l'utérus. Ce processus rappelle assez le processus de l'involution utérine *post partum*.

Nous nous sommes longuement étendu, dans la première partie de notre travail, en prenant pour base l'observation clinique sur l'interdépendance mammo-ovarienne et sur la nature antagoniste de l'action physiologique des deux glandes. Nous avons également insisté sur la participation de l'ovaire dans les affections hémorragiques de l'utérus. Autant dire qu'en modérant, qu'en réfrénant la suractivité ovarienne, on peut, dans une certaine mesure, parer aux troubles engendrés par elle. C'est à quoi vise l'opothérapie mammaire :

Qu'il s'agisse de métrorragies d'origine ovarienne, cela va de soi ; mais sauf, dans les hémorragies par rétention placentaire, dans celles dues aux fibromes intramuqueux ou à une endométrite avec lésions prononcées de la muqueuse, — relevant toutes d'interventions plutôt chirurgicales ; sauf, dans les métrorragies dyscrasiques ou par lésion cardiaque, sauf, enfin, dans celles dues au cancer utérin, toutes les fois, qu'il y aura hémorragie utérine, et partant hyperémie ovarienne, l'opothérapie mammaire aura ses indications.

Dans les fibromes, c'est au symptôme hémorragie que notre traitement s'adresse, avant tout, et c'est par contre-coup, qu'il atteint la croissance même de la tumeur.

En restreignant l'afflux sanguin qui se fait vers l'utérus, il apporte une gène au développement de la tumeur et, lorsque les circonstances s'y prêtent, conditionne sa régression. Il détermine — la plupart des auteurs l'ont observé — des contractions utérines, ce qui n'est pas sans influer sur l'évolution de la tumeur. Cette action est, en somme, identique à celle qui se produit quelquefois spontanément, pendant la lactation ou après la ménopause.

Mais, encore une fois, le triomphe de l'opothérapie mammaire sera le traitement de ces ménorragies et métrorragies *essentielles, sine materia,* ménorragies des jeunes filles, métrorragies de la ménopause. Elles sont en rapport avec une « instabilité » de la glande ovarienne, « instabilité » qui se manifeste aussi bien au début des règles qu'à leur déclin.

L'opothérapie mammaire sera utile, également, dans les métrorragies en rapport avec un *myxœdème fruste* (syndrome d'Hertoghe), qui passe, la plupart du temps, inaperçu, et qui est fréquemment le complément de l'hyperovarie.

Elle aura aussi ses indications, dans les engorgements qui accompagnent les *rétrodéviations* de l'utérus, sans préjudice des interventions, qui ont pour but de redresser l'organe, et de le maintenir en bonne position.

Dans la *sclérose utérine* elle rendra également des services très appréciables. Enfin il n'y a pas de contre-indication à l'essayer dans les métrites en général ; elle agira souvent favorablement sur l'élément fluxionnaire.

Mais vraiment, on ne doit pas demander au traitement mammaire plus qu'il ne peut donner. Il ne pourra remédier aux lésions profondes de la muqueuse utérine ;

et il faudra un ensemble de circonstances particulièrement favorables, pour qu'il fasse rétrocéder de façon notable, une tumeur fibreuse.

C'est un médicamment symptomatique excellent, dans bien des cas, c'est un bon palliatif, dans d'autres.

Chez les jeunes filles, il permettra d'attendre, sans trop de crainte, la *stabilisation* de leur fonction menstruelle, en leur épargnant la chloro-anémie et tout son cortège de maux. De même, à l'âge critique, il pourra être un précieux auxiliaire contre les hémorragies.

Nous avons dit ce qu'on est en droit d'attendre de lui dans le traitement des fibromes. Alors même qu'une opération s'impose, il y aura avantage à la faire précéder du traitement mammaire; l'intervention chirurgicale se fera alors dans de meilleures conditions.

Enfin, comme l'a fait remarquer Mekerttschiantz, toutes les fois qu'on ne pourra pas intervenir, en raison des complications cardiaques, pulmonaires ou rénales, l'extrait mammaire sera le seul médicament auquel on pourra recourir sans danger.

L'action de l'extrait mammaire est extrêmement variable: tantôt il se montre d'une efficacité des plus rapides, tantôt ses effets se font attendre, ou même font défaut. Il faut reconnaître que dans les cas où il se montre efficace, il l'est dès les premières prises. Dans la plupart de nos observations, les pertes se sont arrêtées, dès le deuxième ou troisième jour du traitement.

« Il est des malades, tellement sensibles à l'opothérapie mammaire, qu'elles ne peuvent en faire usage huit jours de suite, aux doses habituelles, sans avoir un retard de règles d'une dizaine de jours, alors que le mois précédent les règles étaient en avance de cinq à sept jours. » (Battuaud). Mekertlschiantz a vu, dans quelques cas isolés, les règles manquer pendant un mois et demi à deux mois, sous l'influence du traitement, et dans un cas, il a pu les faire réapparaître, par une injection d'ovarine.

A quoi tient cette inconstance d'action de l'extrait mammaire ? Peut-être, au degré de participation de l'ovaire à l'*hémorragie,* et aussi à la mesure dans laquelle la fonction ovarienne peut être influencée par le traitement.

Nous allons examiner successivement, les résultats obtenus par le traitement mammaire dans les diverses affections que nous avons indiquées.

3. — Ménorragies et métrorragies de la puberté. — Hyperovarie

Ici, l'origine ovarienne des divers troubles menstruels est certaine. La fonction menstruelle ne s'est pas encore stabilisée ; c'est l'état, que M. Jayle a dénommé « ataxie ovarienne ». A des périodes courtes d'aménorrhée, succèdent des ménorragies abondantes. Les règles reviennent toutes les trois semaines, tous les quinze jours, et sont d'une abondance excessive. La malade, obligée de garder le lit, s'anémie et s'étiole ; elle est la proie de troubles concomitants : céphalées intenses, anorexie, constipation, insomnie, irritabilité, crises nerveuses, etc. Quoique la malade ne se nourrisse pas, elle garde souvent une apparence florissante, la figure est pleine, bouffie, les membres sont parfois envahis par une infiltration graisseuse « de mauvais aloi », qui rappelle l'infiltration myxœdémateuse (Dalché).

C'est qu'il n'y a pas que l'ovaire, qui soit en cause ; le plus souvent, nous nous trouvons en présence d'un syndrome polyglandulaire ; on relève des symptômes plus ou moins frustes d'hypothyroïdie.

L'harmonie n'est pas encore faite entre les diverses glandes endocrines, qui sont en relation avec la génitalité féminine. La suractivité de l'une, entraîne une moindre activité de l'autre, et il n'est pas aisé, de faire la part exacte, de ce qui revient à l'une ou à l'autre de ces glandes.

Cet état de la jeune fille peut quelquefois se prolonger pendant des années, résister à toutes les médications et à tous les traitements, et avoir des conséquences fâcheuses.

L'opothérapie mammaire y trouve ses indications les plus nettes. Le traitement doit être continué pendant assez longtemps. On doit y revenir, après des suspensions, et ne l'abandonner qu'après que les règles auront définitivement pris un cours normal.

Voici quelques observations typiques, relevées dans la littérature ou personnelles :

Observation 1 (Pochon)

1905. Louise B..., 14 ans. Réglée toutes les trois semaines; règles excessivement abondantes, durant huit à dix jours et l'obligeant de s'aliter. Malade très anémiée. Traitement mammaire. Un cachet matin et soir, pendant les dix jours qui précèdent les règles, et pendant toute leur durée. Dès le premier mois, les règles diminuèrent d'abondance, puis les périodes s'espacèrent. Au bout de quatre mois, le traitement a pu être interrompu.

Observation 2 (Pochon)

1909. Madeleine D..., 12 ans. Réglée depuis trois mois ; règles avançantes de dix à douze jours, d'une durée de huit jours et très abondantes. Malade anémiée, mauvais état général, leucorrhée. Le traitement mammaire a pour résultat, dès le premier mois, de retarder la venue des règles et de les diminuer, amélioration qui a persisté le mois suivant.

Observation 3 (Pochon)

1909. Renée P..., 16 ans. Réglée à 11 ans 1/2, irrégulièrement. Depuis un mois l'hémorragie n'a pas cessé, malgré le repos au lit, et divers traitements. Il prescrit des cachets mammaires, le 8 février. Le 22, il revoit la malade. Les pertes se sont arrêtées dès les premières doses et n'ont pas reparu, l'état général s'est amélioré.

Observation 4 (Pochon)

1900. Germaine R..., 13 ans. Mêmes troubles que la précédente, avec douleurs abdominales et lombaires. Même traitement avec succès égal. Mais les troubles réapparaissent après la suppression du traitement. Il a été continué pendant deux ans. Actuellement, les règles sont normales quant à leurs durée et abondance, mais les douleurs persistent.

Observation 5 (Dalché, inédite)

Mlle D..., 21 ans. Règles régulières et indolores. A 17 ans, à la suite d'un bain chaud, pris pendant une époque menstruelle, ses règles se mirent à revenir toutes les trois semaines, durant dix jours, abondantes et douloureuses. Puis survinrent, par crise, des douleurs intermenstruelles, siégeant tantôt à droite et tantôt à gauche et arrachant des cris à la malade. Plus tard, on vit apparaître des métrorragies intermenstruelles, se montrant huit jours environ, « fausses règles », apres la fin des règles, métrorragies peu abondantes, et de durée indéterminée. On a eu recours, sans succès, à toutes les médications usitées en pareil cas (repos, bains de mains chauds, potion à l'elixir de garus, hydrastis canadensis, gossypium herbaceum et viburnum prunifolium). Cet état durait depuis assez longtemps, lorsque, en septembre 1910, M. le Dr Dalché conseilla les cachets d'extrait mammaire. L'effet de cette médication nouvelle, ne tarda pas à se faire sentir. La malade se soumettait au traitement depuis la fin des règles jusqu'après la cessation de métrorragies intermenstruelles, en tout pendant une dizaine de jours environ par mois. Les « fausses règles » diminuèrent de plus en plus et finirent par disparaître complètement. Au troisième mois, la malade ressentit, pendant huit jours, des malaises, de l'anorexie avec des maux de tête, localisés surtout dans la région occipitale, de l'insomnie et des vertiges. On supprima les cachets pour quelques jours. La malade était d'ailleurs sujette aux céphalées. D'ailleurs ces crises de céphalées ne se sont plus reproduites, bien que les cachets mammaires aient été continués.

Ainsi les cachets d'extrait mammaire ont fait disparaître complètement les métrorragies intermenstruelles.

Revue le 15 février 1911, la malade continuait à bien aller, sauf que pour avoir négligé de se soumettre au traitement pendant le mois de janvier, elle a été menacée d'une nouvelle perte intermenstruelle, perte qui s'arrêta court, grâce à la reprise de la médication.

Observation 6 (personnelle).

Maria C..., 22 ans, cuisinière, entre le 1er mars 1911 à l'Hôtel-Dieu (salle Sainte-Marie, lit n° 16) pour des ménorragies et des métrorragies.

On relève la bacillose chez un de ses collatéraux. Elle-même, bien portante jusqu'à sa seizième année, contracte alors une fièvre typhoïde dont la convalescence traîna pendant un an. On avait, à la suite, constaté chez elle de la scoliose qui n'a pas laissé de trace. Il y a un an, elle eut une angine diphtérique, et reçut une injection de sérum de Roux. C'est depuis lors que datent ses troubles menstruels.

Réglée à 17 ans, très irrégulièrement ; règles revenant au début, deux fois par mois, tantôt très abondamment, tantôt moins, accompagnées de douleurs. Puis elle eut une période d'aménorrhée qui dura six mois à la suite de laquelle ses règles prirent un cours normal.

Au moment où ses règles s'établirent, elle subit une poussée rapide de croissance, son squelette se développa en hauteur. C'est une jeune fille de taille au-dessus de la moyenne, présentant un léger degré d'adiposité.

Elle présente de l'asymétrie de la face. Figure légèrement bouffie ; alternatives de rougeur et de pâleur ; thyroïde peu développée. Jamais la malade n'a faim, elle mange très peu, cependant elle n'est pas maigre. La malade présente en outre de l'acroacyanose très marquée, elle est très frileuse et présente quelques stigmates d'hystérie (sensation de boule œsophagienne). C'est une constipée, et une migraineuse. Rien du côté de ses organes thoraciques.

Depuis un an, à la suite de sa diphtérie, la malade souffre du ventre : ses règles se sont mises à revenir tous les quinze jours, elle sont plus abondantes qu'autrefois, et durent six jours, avec un jour d'intervalle au milieu. De plus, à la moindre fatigue elle a une perte de sang plus ou moins abondante. Leucorrhée abondante.

A son entrée, elle est en pleine période menstruelle. L'examen ne révèle rien, du côté des organes génitaux. Elle accuse deux points douloureux para-ombilicaux.

Entrée à l'hôpital le 1er mars, on la soumet au traitement mammaire, exclusivement : 2 cachets par jour de 0,50 chacun. Dès le lendemain ses règles diminuent. Les trois jours suivants, elle voit à peine quelques gouttes de sang. Depuis, ses pertes ont complètement cessé. La médication ne lui a occasionné aucun malaise. On est obligé de combattre sa constipation par des laxatifs et par des lavements.

Contrairement à ce qui se passait chez elle depuis plusieurs mois, ses fausses règles ne se montrent pas au milieu du mois. Ses règles reviennent le 26 mars, bien moins abondantes que les mois précédents, et ne durent que quatre jours. La malade quitte l'hôpital le 4 avril.

4. Ménorragies et métrorragies de la ménopause

Ici aussi, on le devine, l'opothérapie mammaire peut donner des bons résultats. Il faut que la femme s'y soumette pendant toute la période difficile, qui précède l'installation définitive de la ménopause. Tous les auteurs cités en ont rapporté les bons effets.

M. le Dr Dalché veut bien nous communiquer l'observation suivante d'une de ses malades.

Observation 7 (Dalché, inédite).

Mme X..., 47 ans, légèrement neurasthénique, atteinte d'entérocolite muco-membraneuse avec spasme de l'intestin. Elle me fit venir, parce qu'elle avait peur d'une opération et d'un cancer. Elle me dit que depuis quelque temps ses règles devenaient extrêmement abondantes et qu'elle perdait même quelquefois un peu de sang, dans l'intervalle des règles.

Je lui trouvai un utérus gros, très congestionné, et je portai le diagnostic de *sclérose utérine*, sur laquelle se greffent des *poussées congestives de la ménopause* Je lui donnai de l'extrait mammaire ; et la malade elle-même, prit l'habitude d'en prendre dix à quinze jours, avant l'arrivée des règles.

Les métrorragies intermenstruelles disparurent, et les règles devinrent beaucoup moins abondantes, si bien que la malade cesse les cachets mammaires; et, sans me consulter maintenant, quand les règles sont trop abondantes, elle diminue leur intensité en prenant 3 cachets par jour. Et alors que les règles ont été trop abondantes, pour éviter que les prochaines le soient aussi, elle prend quotidiennement 2 cachets, dix jours avant la date des règles. Et elle se mène ainsi, à sa grande satisfaction, venant me consulter tous les six mois environ.

5. Métrites hémorragiques et métrites en général. Ménorragies essentielles des neuro-arthritiques. — Sclérose utérine.

Contre les hémorragies qui compliquent les métrites de toute nature, l'opothérapie mammaire peut rendre de grands services. L'origine ovarienne d'un grand nombre d'entre elles, est certaine. « Des altérations des ovaires, quelles qu'elles soient, dit M. le Professeur Pozzi, même non inflammatoires, peuvent, dès le début, simuler la métrite, par leur retentissement direct sur la muqueuse ; l'altération d'abord simple, congestive, peut finir de se transformer en inflammation... ». Ces métrites résisteront d'autant plus à tous les traitements qu'on ne se sera pas préoccupé de remédier à la cause qui les a fait naître. Dans un cas pareil, où on avait tout essayé, y compris le curettage, M. Pochon a obtenu un succès par la médication mammaire.

Enfin, toutes les métrites, en général, pourront en tirer plus ou moins profit, aussi bien celles qui accompagnent les affections tubo-ovariennes, que les métrites primitives, qui ne retentissent que secondairement sur l'appareil ovarien.

Car, comme l'a dit à peu près Mekerttschiantz, « l'extrait mammaire exerce une action sur tous les organes pelviens, qu'il décongestionne ; il empêche la stase sanguine, fait contracter l'utérus, régularise les menstrues, tarit les sécrétions, atténue les douleurs et relève l'état général ». Sur 24 malades, atteintes de métrite, soignées par lui, il a obtenu, dans 21 cas, des résultats heureux, non seulement au point de vue des hémorragies, mais aussi en ce qui touche les douleurs, la leucorrhée et les pertes jaunes.

La médication mammaire sera indiquée dans les *métrorragies essentielles des neuro-arthritiques*, qu'on pourrait, nous semble-t-il, rapprocher de celles liées aux syndromes polyglandulaires.

La SCLÉROSE UTÉRINE, dont les première manifestations coïncident presque toujours avec un trouble de l'activité ovarienne, sera, elle aussi, justifiable de cette médication.

On pourra juger des effets de la médication, d'après les quelques observations qui suivent :

Observation 8 (Bell)

Femme âgée de 34 ans, souffre de ménorragies et d'augmentation de volume de l'utérus. Pansements intra-cervicaux au phénol iodé et tamponnements à l'ichtyol. En même temps tablettes d'extrait mammaire, trois fois par jour.

Les règles redeviennent normales ; l'état général s'améliore beaucoup et l'état de l'utérus est très satisfaisant. Au bout de deux mois les phénomènes douloureux ont complètement disparu.

Observation 9 (Bell)

Femme (de Perth) qui vient consulter le 18 mars 1896, parce qu'elle a de la dysménorrhée, des ménorragies, et un état de sensibilité extrême de l'utérus. Attouchements intra-cervicaux avec du phénol iodé; et administration de trois tablettes d'extrait mammaire par jour. Au bout de quinze jours, la douleur a disparu et l'état général s'est considérablement amélioré. Les règles sont devenues à peu près normales, et elles ne sont plus douloureuses.

Observation 10 (Pochon)

1905-1906. Mme P..., 29 ans. Règles abondantes, exagérées, durée prolongée, revenant souvent deux fois par mois. Elle avait allaité à deux reprises et elle vit ses règles pendant l'allaitement. Cachets mammaires, 2 par jour pendant les quinze jours qui précèdent l'époque menstruelle. Les hémorragies s'arrêtèrent, et les règles devinrent normales. Sous l'influence du traitement, retour de la sécrétion lactée, quoique le lait fût supprimé depuis un an.

Observation 11 (Pochon)

1906. Mme T..., 34 ans, nullipare. Cette malade présentait un petit polype muqueux, procident, implanté à l'intérieur de l'utérus. Excision. Les métrorragies s'arrêtèrent, mais les règles étaient encore très abondantes. Repos, injections, rien n'y fit. Médication mammaire. Les ménorragies sont remplacées par des règles normales, au bout de deux mois de traitement. Ici aussi le traitement s'accompagne d'une réaction violente du côté des seins, avec gonflement et grande sensibilité.

Observation 12 (personnelle)

Justinie C..., âgée de 36 ans, entre le 20 juillet 1910 à la salle Valleix (lit n° 35) pour des pertes abondantes.

On ne relève chez elle aucun antécédent héréditaire. Elle aurait eu la fièvre typhoïde à 8 ans, et de la chloro-anémie dans sa jeunesse. Elle a toujours été sujette à des migraines fréquentes, non influencées par les règles. C'est une femme très nerveuse, fatiguée et surmenée par des grossesses multiples et par des soucis domestiques.

Réglée à 16 ans « à force de médicaments », très irrégulièrement avec des périodes d'aménorrhée. Règles peu abondantes et douloureuses jusqu'à son mariage ; les douleurs disparaissent et les règles deviennent plus abondantes après. Leucorrhée avant le mariage.

Mariée à 25 ans, elle a mené cinq grossesses à terme. Elle a nourri elle-même ses enfants, qui sont tous vivants et bien portants. Durant ses lactations, règles irrégulières et peu abondantes.

A sa dernière grossesse, elle présenta une légère albuminurie et elle a eu une forte hémorragie après son accouchement, qui remonte au 15 octobre 1908. Elle a sevré son dernier enfant il y a quelques mois.

Lors de cette dernière couche, elle n'a gardé le lit que quelques jours, obligée qu'elle était de s'occuper de ses enfants. Depuis, elle sent une pesanteur dans le bas-ventre.

Depuis deux mois, la malade perd du sang presque continuellement. A peine ses règles terminées, elle est reprise, quelques jours après, de métrorragies abondantes, qui durent plusieurs jours, cessent pour réapparaître de nouveau, après un petit intervalle. Est ainsi depuis deux mois; elle est presque continuellement dans le sang.

A l'examen : femme de taille petite, amaigrie, présentant de la viscéroptose ; rien d'anormal, sauf, un léger souffle au premier temps, à la pointe, souffle vraiment insuffisant pour expliquer ses métrorragies. Rien dans les urines. Très mauvaise dentition. Elle perd des dents à chaque grossesse. Très nerveuse (sensation de boule œsophagienne), et très irritable.

Au toucher : utérus mobile, un peu gros avec une tendance à la rétroversion, sans rétroflexion.

Traitement. — Injections froides et deux cachets (de 0,50) d'extrait mammaire par jour. On commence ce traitement le 20 juillet et, dès le lendemain, ses pertes s'arrêtent, pour ne plus se montrer pendant toute la durée de son séjour à la Pitié.

Le 9 août, à l'examen gynécologique, on constate toujours la déviation de l'utérus, mais pas de signe de métrite.

Chez cette malade, l'extrait mammaire n'a donné lieu à aucun trouble, sinon que, constipée opiniâtre, il a fallu, de temps en temps, lui administrer une purgation. Sujette à des maux de tête, elle en a moins souffert pendant son séjour à l'hôpital. Son état général s'est amélioré de beaucoup, elle est sortie plus calme. La malade quitte la Pitié, le 14 août 1910.

Le 12 février 1911, Mme Justine C... vient à la consultation de M. Dalché à l'Hôtel-Dieu, et voici ce qu'elle nous dit : depuis sa sortie de la Pitié, elle se sentait très bien. En août et en septembre, elle a eu des règles peu abondantes. Depuis elle ne les a pas revues, de plus son abdomen ainsi que ses seins ont grossi. Au toucher, on sent un utérus gros, présentant le volume d'un utérus gravide au quatrième mois, et à l'auscultation abdominale, on perçoit les bruits du cœur fœtal.

Observation 13 (personnelle)

Mme C..., 32 ans, domestique. Vient à l'hôpital le 5 mars, pour des métrorragies qui durent depuis le 25 février.

C'est une malade qui avait déjà été soignée en 1906, pour une annexite double. Pendant les deux dernières années, règles régulières et indolores.

Le 6 février dernier, elle vit ses règles survenir dix jours avant leur époque ; et pendant quinze jours elle perdit très abondamment. Après un arrêt de quatre jours, elle a de nouvelles pertes de sang, qui ne cessent pas et qui la font venir à l'hôpital.

A l'examen gynécologique, on constate un utérus rétroversé, avec corps congestionné ; à gauche, une salpingite parenchymateuse ancienne.

Traitement. — Potion à l'ergotine, injections chaudes. Ses pertes semblent diminuer, puis s'arrêtent, mais après un nouvel intervalle de quatre jours, la malade se met à perdre, de nouveau, du sang en abondance. C'est alors qu'on lui prescrit le traitement mammaire (le 13 mars). Dès le second jour, ses hémorragies s'arrêtent définitivement. Elle continue le traitement jusqu'au 26 mars. Le 29, retour de règles; peu abondantes, les trois premiers jours, en grande quantité les jours suivants. Une potion à l'ergotine les arrête.

6. Déviations utérines

On a proposé l'extrait mammaire contre les déviations utérines.

Voici ce que nous dit M. Dalché, à ce sujet :

« Il me semble avoir observé, chez deux malades, au moins, atteintes de rétrodéviation, depuis longtemps, avec congestion chronique, et engorgement de la partie rétrofléchie du corps utérin, que l'extrait mammaire a eu pour résultat de diminuer les pertes, et de réduire l'engorgement du corps utérin. Une de ces malades était à la ménopause ; et il s'était greffé, sur sa rétrodéviation, des poussées congestives de la ménopause. »

M. Battuaud reconnait également, que l'opothérapie mammaire est utile « dans l'endométrite hémorragique compliquée de rétrodéviation, en attendant qu'on ait replacé l'utérus ».

Voici deux observations personnelles de rétrodéviation utérine, compliquées de métrorragies; dont l'une présentait en outre de *l'hypothyroïdie*. Toutes deux ont bénéficié du traitement mammaire :

Observation 14

Rétroversion utérine avec congestion de l'utérus. Hypothyroïdie.

Marthe Dh..., 29 ans, couturière, entre à l'hôpital de la Pitié le 29 juin 1910 (salle Valeix, lit 37) pour des métrorragies.

Antécédents héréditaires. — Père mort à 56 ans de bacillose ; mère morte à 42 ans, de suites de couches ; une sœur morte de bacillose à 24 ans ; deux frères et trois sœurs vivants et bien portants. — Pas d'antécédents pathologiques personnels.

Réglée à 11 ans irrégulièrement, règles abondantes durant six, sept et huit jours, indolores. A 14 ans, à la suite d'une frayeur, aménorrhée pendant trois mois. Depuis son mariage, règles plus régulières, durant quatre à cinq jours seulement. Leucorrhée. C'est une constipée, mais non une migraineuse.

Mariée à 19 ans ; son mari est mort, il y a six mois, de bacillose.

Elle a eu 4 grossesses, dont la première, gémellaire (accouchement prématuré au 7e mois, enfant mort quelques jours après en couveuse) ; la dernière qui s'est terminée également par un accouchement prématuré au 6e mois, date de 1908. Deux enfants vivants qu'elle a nourri au sein.

Malade très fatiguée, qui a toujours beaucoup travaillé, et que la mort de son mari a condamnée à un surcroît de travail.

Le 10 mai dernier, elle a ses règles, à *la date habituelle*, mais beaucoup plus abondantes ; elles durent dix jours, cessent et reviennent quinze jours après, très abondantes et se prolongeant presque jusqu'à son entrée à l'hôpital (29 juin).

Voici ce qu'on constate à l'examen :

État général. — Malade de taille au-dessus de la moyenne, bien conformée. Les appareils cardiaque et pulmonaire sont normaux, rien d'anormal dans les urines. Les seins sont bien développés. La thyroïde est à peine palpable La malade présente le signe du sourcil, et perd ses cheveux depuis quelque temps. Sa figure est bouffie ; la malade rougit et pâlit avec facilité. Elle est très frileuse, elle se sent la tête lourde, dort mal, n'a pas d'appétit. Elle est sujette depuis quelque temps aux bouffées de chaleur. En outre, un léger degré d'infiltration pseudo-myxomateuse des membres inférieurs ainsi que quelques varicosités.

Examen gynécologique. — Col long, gros, orifice externe rétréci comme chez une nullipare, corps utérin volumineux, mobile, rétroversé. Annexe droite légèrement douloureuse.

Traitement. — Injections vaginales froides et deux cachets d'extrait mammaire (de 0,50 chaque) par jour.

Sous l'influence du traitement, ses pertes s'arrêtent dès le lendemain et ne réapparaissent pas pendant toute la durée de son séjour à l'hôpital. La malade ne formule aucune plainte au sujet de son traitement médicamenteux. Au contraire elle se sent plus dégagée. Le 4 juillet on constate qu'elle a notablement maigri de figure, elle n'a plus cet aspect bouffi qu'elle présentait à son entrée dans le service. Elle est très calme, et quitte l'hôpital le 9 juillet, bien améliorée. Ses règles, qui normalement devaient revenir vers le 4 juillet, n'étaient pas encore revenues, et la malade ne les pressentait pas encore.

Observation 15 (personnelle).

Marthe R..., âgée de 23 ans, domestique, entre à la salle Valeix, le 28 juin 1910. Elle vient à l'hôpital pour des douleurs dans le ventre, accompagnées d'une leucorrhée abondante.

Dans ses antécédents héréditaires, on relève : tuberculose

paternelle, tuberculose de ses deux frères, morts jeunes. La malade a toujours été bien portante, sauf une coqueluche dans son jeune âge. C'est une personne bien constituée, ne présentant aucune tare organique. Nerveuse et impressionnable, elle n'est pas une constipée. Thyroïde normale, système pileux bien développé, sourcils fournis. Elle présente quelques varicosités aux membres inférieurs, et, avant les règles, elle ressent de la douleur et de l'endolorissement dans le membre inférieur droit.

Réglée à 14 ans; règles indolores et régulières, peu abondantes et d'une durée de cinq jours, jusqu'à sa grossesse, survenue à l'âge de 18 ans. Pas de leucorrhée, jusqu'à cette même époque.

A l'âge de 18 ans, elle devient enceinte. Grossesse et accouchement normaux. Son enfant envoyé à la campagne (où il meurt à dix-huit mois de méningite) elle se place comme nourrice, et elle allaite pendant dix-neuf mois. Malgré cela, elle a son retour de couches, six semaines après son accouchement, et ses règles reviennent pendant toute la durée de son allaitement, irrégulières avec des retards (toutes les six semaines, tous les deux mois). Peu abondantes d'abord, ses règles ne tardent pas à augmenter, progressivement de fréquence et d'abondance, si bien qu'à la fin, elles reviennent tous les quinze jours, et qu'elle se voit forcée de renoncer à son métier de nourrice, dix-neuf mois après son accouchement.

Depuis son accouchement, elle souffrait un peu du ventre. Bientôt ces douleurs prirent le caractère de crises, se manifestant vers le milieu de chaque mois, durant trois à quatre jours et disparaissant.

En février dernier, elle se place comme domestique, elle se fatigue beaucoup, surtout de frotter le parquet. Aussi les douleurs abdominales, qui ne la prenaient auparavant que par intervalles, s'installent, peu à peu, de façon continuelle, et avec plus d'intensité. Le repos cependant les fait cesser. Elle a en outre, des pertes jaunes abondantes, qui l'obligent à se garnir continuellement. Après avoir traîné, pendant quelque temps, elle se décide à entrer à la Pitié.

M. Dalché qui fait l'examen gynécologique le 29 juin, trouve un gros utérus, mou rétroverse et rétrofléchi et de la paramétrite.

Traitement. — Enveloppements chauds sur l'abdomen, injections chaudes avec une solution de bicarbonate de soude, lavements chauds. De plus, la malade se couche plusieurs fois par jour sur le ventre, gardant cette position pendant quelques heures.

Le 5 juillet, l'utérus est facilement redressé et maintenu par des tampons.

Le 6 juillet, les règles reviennent plus abondantes qu'à l'ordinaire mais durent un jour en moins (du 6 au 11).

Le 13 juillet, comme on trouve que son utérus est toujours mou et gros et que sa leucorrhée n'a que peu diminué, on la soumet au traitement à l'extrait mammaire. On lui prescrit 2 cachets, de 0,50 chacun, par jour, un avant le déjeuner et un avant le dîner. On lui continue les injections froides et les lavements chauds. Ce traitement est continué jusqu'au 1er août, date à laquelle la malade se plaignit de brûlures accompagnées de bâillements, une heure après le repas ; on supprime la médication mammaire.

Le 20 juillet, au toucher on trouve un utérus mobile, légèrement décongestionné, et qu'on redresse facilement, on le maintient parfaitement, par un pessaire d'Hodge n° 75.

Le 6 août, elle a ses règles, qui sont peu abondantes et qui ne durent que du 6 au matin jusqu'au 8 au soir.

Le 9 août, on trouve que la rétroversion est corrigée mais que le corps est encore un peu congestionné quoique la congestion ait beaucoup diminué. La malade n'a plus de pertes blanches. Elle quitte l'hôpital bien améliorée, avec un état général florissant.

Voici les quelques observations constatées chez cette malade, pendant le traitement par l'extrait mammaire.

Tout d'abord, jusque vers la fin du traitement, la malade n'a formulé aucune plainte touchant la médication; ce n'est que pendant les derniers quelques jours, qu'elle s'est plainte de l'estomac. Encore est-on en droit de se demander, s'il faut incriminer le médicament, vu que c'est une nerveuse, sans oublier que sa rétroversion pouvait être cause des malaises en question. Elle accusa de la céphalée pendant quelques jours, mais y était toujours sujette. Par contre ses douleurs abdominales avaient cessé avant la mise du pessaire, et ses pertes complètement disparu. De même, il m'a semblé constater chez elle, sous l'influence du médicament, un certain bien-être et une sédation nerveuse. La malade va à la garde-robe tous les jours, elle n'a jamais été constipée d'ailleurs. D'autre part, son utérus très mou et congestionné à son entrée à l'hôpital, donnant l'impression d'un utérus telangiectasique. a recupéré sa contractilité. Ses règles se sont ressenties de façon efficace du traitement, puisqu'elles ont à peine duré deux jours et ont été très peu abondantes. En somme la malade semble avoir tiré un grand profit du traitement, quoiqu'il faille faire la part qui revient aux injections et lavements.

Le 10 février 1911, la malade revient à la consultation de l'Hôtel-Dieu. Elle nous apprend, que son amélioration s'est maintenue pendant plusieurs mois· redressement bien maintenu, pas des douleurs, règles normales revenant à date fixe. Mais que, par suite de surmenage elle a eu en janvier, de nouveau, des pertes abondantes. Comme elle ne veut pas entrer à l'hôpital et que d'autre part l'extrait mammaire est un peu cher, on lui donne quelques conseils d'hygiène, et on lui dit de revenir si elle a de nouvelles pertes.

7. Fibrome de l'utérus.

Le diagnostic de *fibrome*, n'est pas, tant s'en faut, l'équivalent d'*intervention sanglante*.

Les plus grands gynécologues allemands n'admettent l'intervention, qu'en présence de troubles graves, menaçant la vie de la malade, et alors que le traitement médical s'est montré impuissant. Tel est aussi l'avis des maîtres de la gynécologie française (Bouilly, Pozzy, Richelot, Segond, J.-L. Faure et Armand Siredey, Proust, Jayle, etc.).

Certains auteurs cependant, se montrent plus radicaux, et cela surtout, par crainte de la dégénérescence sarcomateuse. En ce qui touche cette dernière crainte, les statistiques récentes nous apprennent que, d'une façon générale, la dégénérescence cancéreuse des fibromes ne dépasse pas 3 à 4 °/₀ (1). Or la mortalité opératoire dans cette affection atteint, même entre les mains les plus habiles, un taux un peu plus élevé (de 5 à 6 °/₀).

D'ailleurs, si, dans maints cas, la ménopause est retardée par la présence de fibromes, et si les métrorragies sont, pour ainsi dire, exacerbées à cet âge, dans d'autres, la cessation des pertes, voire même la régression

1. Olshausen, dans une statistique qui embrasse 6.470 cas de fibromes opérés, relève un pourcentage de 1, 2 °/₀. Hofmeier, indique 2 °/₀ ; Dœderlein, 3 °/₀ ; et V. Franqué, 4 °/₀. Enfin, sur 1.000 cas de fibromes opérés, Pfannenstiel n'a pas relevé un seul cas de dégénérescence sarcomateuse. D'autres auteurs indiquent un pourcentage plus élevé.

spontanée des tumeurs, sont des faits indéniables.

Autre raison pour tempérer l'ardeur des interventionnistes; la femme oppose souvent un refus désespéré à toute opération. Et, sommes-nous toujours en droit d'évoquer devant elle le spectre du cancer ?

Le traitement des fibromes utérins continuera donc à ressortir, pour une part assez importante, à la thérapeutique médicale.

Il serait trop long de passer en revue les traitements les plus divers, qui furent tour à tour préconisés contre cette affection (médicaments internes, traitements locaux, intervention de petite chirurgie, curettage, ébouillantement de la muqueuse utérine, électrothérapie selon la méthode d'Apostoli, radiothérapie, etc., et d'en faire la critique. Les meilleurs d'entre eux ont donné des résultats tels, qu'aucun n'est encore parvenu à s'imposer, à l'exclusion des autres, ni à faire renoncer à la recherche de quelque moyen nouveau.

Malgré ses inconvénients, l'ergot continue à être employé par nombre de médecins, et cela, à cause de son action sur le symptôme *hémorragie*, le plus menaçant de tous.

La stypticine n'a pas encore fait ses preuves.

L'opothérapie thyroïdienne s'est montrée, d'une certaine efficacité, contre les métrorragies ; on a même vu des tumeurs fibreuses rétrocéder sous son influence. Elle agit par un mécanisme physiologique analogue à celui que nous avons invoqué, pour expliquer l'action mammaire.

Mais combien son maniement est délicat, et ses contre-indications nombreuses.

Rien de tel avec l'extrait mammaire. Son inefficacité,

dans tel cas, ou dans tel autre, est sa seule contre-indication.

Aucune action sur l'appareil cardio-vasculaire, aucune sur la nutrition générale. Ce serait le médicament idéal, si son activité se montrait toujours égale.

Nous avons déjà vu que c'est à Robert Bell, médecin de la clinique gynécologique de Glasgow, que revient l'honneur d'avoir introduit l'opothérapie mammaire en thérapeutique, et de l'avoir appliquée au traitement des fibromes de l'utérus. Dans une communication faite, le 14 mai 1896, à la *British gynæcological Society*, il relate ses quatre premières observations, dont deux concernent des malades atteintes de fibromes. Voici le résumé de ces deux observations :

Observation 16 (Bell).

Femme âgée de 48 ans, avec gros fibrome de l'utérus, traitée par un élixir à l'extrait mammaire, administré par cuillerée à thé, trois fois par jour.

Quatre mois plus tard, la tumeur avait diminué du quart de son volume et tous les troubles menstruels avaient disparu.

Observation 17 (Bell).

Femme âgée de 33 ans, présentant un petit fibrome de la paroi antérieure de l'utérus (janvier 1896). On ordonne l'extrait mammaire en tablettes (de 0,30 environ) à prendre trois fois par jour. Trois mois plus tard, la tumeur avait considérablement diminué de volume; les hémorragies s'étaient arrêtées, et l'anémie disparu. En même temps il y avait amélioration considérable de l'état général.

Shober, de Philadelphie (1898), fut l'un des premiers imitateurs de la méthode de Bell et il s'en montra un partisan convaincu. Il n'intervenait plus dans le fibrome utérin que lorsqu'il y avait urgence absolue (symptômes de compression et métrorragies incoercibles). Dans tous les autres cas, il avait recours à l'opothérapie mammaire et il en a obtenu des résultats satisfaisants (régularisation des menstrues, diminution de leur abondance, disparition des douleurs) ; il a même vu les tumeurs diminuer de volume. Dans tous les cas, l'état général des malades s'améliorait; et elles se trouvaient dans de meilleures conditions pour une intervention éventuelle.

Voici ses observations brièvement rapportées.

Observation 18 (Shober).

Femme âgée de 32 ans, II-pare (dernière grossesse il y a trois ans), présente un fibrome, immobile, remontant jusqu'à l'ombilic. Ménorragies profuses, et parfois dysménorrhée.

Soumise au traitement le 14 décembre 1897, les règles redeviennent régulières, normales, sans caillots ni douleurs. L'état général s'améliore beaucoup.

bservation 19 (Shober).

Femme âgée de 32 ans, négresse, présente un fibrome irrégulier, peu mobile, multinodulaire, remontant à droite, jusqu'à deux pouces au delà de l'ombilic. Depuis deux ans, dysménorrhée, avec ménorragies et métrorragies ; anémie.

Après le traitement, commencé le 13 janvier 1898, la tumeur diminue rapidement de volume ; les règles redeviennent régulières, peu douloureuses, et l'état général s'améliore vite.

Observation 20 (Shober).

Négresse âgée de 33 ans, I-pare ; présente deux petits nodules fibreux, sur la paroi latérale, près du fond de l'utérus ; un nodule est pédiculé. Mémorragies abondantes depuis deux ans.

Après le traitement, commencé le 26 novembre 1897, les règles redeviennent normales, la tumeur diminue de volume et l'état général s'améliore.

Observation 21 (Shober).

Négresse, âgée de 34 ans, I-pare ; présente un fibrome multinodulaire, mobile, remontant à un pouce et demi au dessus de l'ombilic. Hémorragies menstruelles profuses. Après traitement, les règles redeviennent à peu près normales, l'état général s'est amélioré mais la tumeur ne s'est pas modifiée.

Observation 22 (Shober).

Femme âgée de 35 ans, nullipare, 2 fausses couches ; présente un fibrome dense, volumineux, remontant jusqu'à l'ombilic.

Dysménorrhée grave ; mémorragies profuses.

Après le traitement, commencé le 31 mai 1898, la tumeur est plus mobile, et un peu diminuée de volume ; les règles sont presque normales.

Pas de renseignements sur les résultats éloignés.

Observation 22 (Shober).

Femme âgée de 36 ans, 1 fausse couche il y a cinq ans ; présente une tumeur binodulaire sur la face antérieure de l'utérus, comprimant la vessie. Ménorrhagies.

Après le traitement, commencé le 23 septembre 1898, la tumeur est réduite d'un tiers, les règles redeviennent à peu près normales et l'état général s'améliore.

Observation 23 (Shober).

Négresse âgée de 24 ans, I-pare, 3 fausses couches; présente une tumeur irrégulière,peu mobile, avec ménorragies, métrorragies, dysménorrhée.

Après le traitement, commencé le 15 octobre 1898, les hémorragies disparaissent, l'état général s'améliore ; et la tumeur, qui n'est pas diminuée de volume, semble plus mobile.

Observation 24 (Shober).

Négresse âgée de 28 ans, I-pare, présente un fibrome interstitiel, situé surtout à gauche.

Dysménorrhée, ménorragies.

Après le traitement, commencé le 2 décembre 1898, la tumeur a diminué de volume, les hémorragies sont moins abondantes, et l'état général s'est amélioré.

Observation 25 (Shober).

Femme âgée de 37 ans, fibrome situé à l'union du corps et du col utérin, avec un noyau fibreux dans la corne droite. Ménorragies.

Après le traitement, commencé le 21 novembre 1898, la tumeur a diminué de volume, les règles sont devenues normales, et l'état général s'est amélioré.

W. R. Pryor (de New-York) a expérimenté, à la même époque, l'opothérapie mammaire, dans 33 cas de fibromes utérins, et il a obtenu des résultats encourageants. Dans son traité de Gynécologie (1903), cet auteur vante les effets de l'extrait mammaire, pour enrayer les métrorragies qui accompagnent les fibromes, et pour faire regresser ces tumeurs. Dans certains cas, il a obtenu des résultats merveilleux. Selon lui les préparations thyroïdiennes se montrent plus efficaces ; mais l'opothérapie mammaire ne présente aucun de leurs inconvénients. Grâce au traitement opothérapique, il a pu, chez une femme atteinte de fibrome, et qui avait déjà avorté à deux reprises, mener une grossesse à terme.

H. W. Crouse (de Victoria) a également obtenu (1902) de bons résultats chez 4 femmes atteintes de fibromes utérins. Voici les observations de cet auteur résumées.

Observation 26 (Crouse).

Femme âgée de 32 ans, II-pare, présentant un fibrome sous-péritonéal de la paroi postérieure de l'utérus.

Il lui prescrit 5 grains (0 gr.30 environ) d'extrait mammaire, trois fois par jour ; les métrorragies cessent ; l'état général s'améliore. Durée du traitement : deux mois.

La malade est enceinte à nouveau ; la tumeur augmente de volume ; myomectomie vaginale exécutée par Pryor avec succès (cas de Pryor).

Observation 27 (Crouse).

Femme de 32 ans; fibrome sous-péritonéal avec métrorragies, dysménorrhée, anémie.

Il ordonne des tablettes de 5 grains de glande mammaire, trois fois par jour, pendant quatre mois.

Amélioration de l'état général, disparition de la dysménorrhée et des hémorragies. Guérison.

L'extrait mammaire est continué tous les mois, pendant quinze jours.

Observation 28 (Crouse).

Femme de 39 ans, IV-pare ; fibrome multinodulaire avec ménorragies, métrorragies et dysménorrhée. La malade refuse l'intervention chirurgicale.

Traitement : 5 grains d'extrait mammaire, trois fois par jour, pendant trois mois. Amélioration.

Observations 29 et 30 (Crouse).

Deux femmes, âgées de 25 et 28 ans, présentant les mêmes phénomènes cliniques : fibrome avec ménorragies, dysménorrhée et anémie.

Il leur ordonne 5 grains de glande mammaire, trois fois par jour. Amélioration.

Les malades ne sont plus revues ultérieurement.

Observation 31 (Crouse).

Femme âgée de 19 ans ; fibrome depuis 12 ans, avec métrorragies, dysménorrhée et anémie. Traitements divers.

En janvier 1902, traitement par la glande mammaire pendant six semaines (5 grains trois fois par jour). Amélioration.

Quant aux auteurs russes, leur enthousiasme ne connaît pas de bornes.

Federoff (1) a soumis 43 femmes atteintes de fibrome au traitement mammaire. Chez 25 d'entre elles, l'utérus avait le volume d'un utérus gravide de 2 à 3 mois ; chez 16 autres, celui d'un utérus du 4e au 6e mois de la grossesse ; enfin, chez deux malades l'organe dépassait l'ombilic. Il obtint une guérison complète dans 33 % des cas, une diminution du volume dans 43 % ; et enfin dans 14 % du nombre total des malades traitées, il n'obtint aucun résultat. La majeure partie des guérisons complètes (12 sur 25) appartenaient au 1er groupe des malades (celles dont l'utérus avait atteint le volume de l'organe gravide du 2e au 3e mois) dans le 2e groupe (volume de l'utérus correspondant à celui du 4e au 6e mois de la grossesse), il n'a obtenu que 2 guérisons sur 16 cas ; enfin dans le 3e groupe (utérus dépassant l'ombilic), il n'a obtenu aucune guérison complète.

Sous l'influence des contractions utérines, provoquées par l'extrait mammaire, il a vu les fibromyomes interstitiels, se transformer en fibromyomes sous-séreux ; ils se *pédiculisaient* ; l'utérus lui-même reprenait, en se contractant, son volume normal. D'ailleurs les formes sous-séreuses regressaient elles aussi ; et, en fondant, prenaient une structure lobulaire, structure qu'elles ne semblaient pas avoir eue auparavant.

Les hémorragies disparurent complètement, dans

1. D'après le travail de Mekerttschiantz.

80,3 % des cas ; les douleurs dans 46,3 %. Le météorisme disparut également ; la constipation s'amenda, et l'état général des malades s'améliora d'une façon remarquable.

Chez une fibromateuse glycosurique, il vit le sucre baisser, de 4 à 2 grammes par litre, sous l'influence du traitement.

Selon Federoff, l'administration du médicament par la voie hypodermique donne des effets meilleurs et plus rapides, que par la voie buccale. C'est surtout au moment des règles et pendant le *post-partum*, que s'effectue la régression de l'utérus et des corps fibreux ; c'est, en effet, en ces moments, que l'activité mammaire atteint son summum.

Les résultats obtenus par Mekerttschiantz sont certainement les plus importants de tous, puisque cet auteur a recours à l'extrait mammaire (Mamminum-Pœhl) depuis 1902, et que sa statistique personnelle embrasse 50 cas suivis et méthodiquement observés.

Il l'a employé aussi bien contre les fibromes (26 cas), que contre les métrites chroniques (24 cas). Au début, il l'administrait par voie buccale ; plus tard, il préféra la voie hypodermique.

Dans tous les cas de fibromes, il a constaté une diminution marquée du volume de l'utérus, ainsi que des tumeurs greffées sur lui. Il a vu les hémorragies cesser, les douleurs s'atténuer, et les flueurs blanches diminuer.

D'autre part, l'état général des malades traitées s'améliorait rapidement : anémiées, affaiblies, amaigries, avant le traitement, elles reprenaient des couleurs, de l'embonpoint ; l'appétit revenait, et elles récupéraient toutes, leur capacité de travail. Il a souvent vu, la constipation céder sous l'influence du traitement. Remarquons, qu'en ce qui touche ce dernier point, nos propres observations, qui concordent avec celles de notre maître M. Dalché, ne nous ont pas montré que l'extrait mammaire ait une action quelconque sur la fonction intestinale : c'est ce qui le distingue des préparations thyroïdiennes qui, elles, sont nettement évacuatrices.

Mekerttschiantz ajoute que les hémorragies s'arrêtaient dès le troisième ou quatrième jour, et que les règles devenaient normales.

Jamais, de plus, il n'a observé aucun trouble consécutif à l'administration du médicament, sauf dans deux cas, où la prise *à jeun*, avait occasionné des nausées et des vomissements.

En vérité, rien n'est comparable aux résultats généraux obtenus par cet auteur : la tachycardie, la dyspnée, les céphalées, les vertiges disparaissaient. Les malades reprenaient courage, avaient confiance dans leur guérison; la perspective de ne pas être obligées de se soumettre au bistouri du chirurgien, n'était certainement pas, sans avoir une influence très favorable sur leur esprit.

Dans le traitement des fibromes, Mekerttschiantz n'emploie plus ni l'ergotine, ni la stypticine ; mais uniquement la médication mammaire ; il a même renoncé aux irrigations vaginales.

« Je ne connais pas, dit-il, de médicament plus efficace qui, par la voie interne, puisse plus sûrement, et en si peu de temps, déterminer une diminution de volume de la tumeur, faire cesser les douleurs, les hémorragies et les flueurs blanches, en un mot, libérer la malade des risques d'une intervention. Je suis persuadé que ce médicament fera baisser le nombre des opérations pour fibromes, et sauvera la vie à bien des malades. »

Au point de vue du mode d'action de la médication mammaire, Mekerttschiantz se range à l'avis de Federoff. Il croit qu'elle détermine des contractions utérines, ce qui favorise une sorte d'énucléation des tumeurs, et réalise la transformation des fibromes interstitiels, en fibromes sous-séreux. Elle entraînerait en même temps, une dégénérescence de la musculature et des vaisseaux de l'utérus ; la nutrition des fibromes se se trouve compromise ; de là leur régression.

Aussi, d'après cet examen, dans les cas où le fibrome a contracté des adhérences avec des organes voisins et en reçoit des vaisseaux, la médication demeure sans effet. (Obs. 12 de Mekerttschiantz.)

Voici la statistique de cet auteur :

Sur 26 malades atteintes de fibromes utérins :

2	étaient âgées de	31 à 35	ans
7	—	35 à 40	—
7	—	40 à 45	—
5	—	45 à 50	—
1	—	52	—

6 nullipares, *3* unipares, *17* multipares.

Chez *7* de ces malades, l'utérus avait le volume d'un utérus gravide au troisième mois environ, et les fibromes allaient de la grosseur d'un œuf de poule à celle d'un œuf d'oie.

Chez *8* autres, l'utérus avait le volume d'un utérus gravide de cinq mois et demi environ, et les fibromes étaient gros comme le poing.

Dans 2 cas il constata la régression complète du fibrome, qui était, au début, du volume d'un œuf de poule.

Dans 10 cas il a observé une diminution du volume des tumeurs et de l'utérus à la moitié, voire au tiers, du volume primitif.

Dans 11 cas, réduction de la moitié de la tumeur. Dans 3 cas enfin, aucune régression.

Dans 11 cas, les métrorragies cessèrent et les règles se régularisèrent.

Dans 1 cas, les règles s'espacèrent et revinrent en moindre quantité.

Dans 10 cas, des règles abondantes revinrent régulièrement.

Dans les 4 cas restant, les malades n'accusèrent ni hémorragies ni règles abondantes.

Chez 17 malades sur 21, les douleurs s'atténuèrent ; les flueurs blanches cessèrent chez 11 malades sur 15 ; dans 4 cas, la leucorrhée ne subit pas de modification.

Il faut remarquer que chez 6 de ces malades, le traitement par l'ergot et par l'hydrastis, n'avait donné aucun résultat, tandis que le traitement opothérapique arrêta les métrorragies, et régularisa les règles ; l'utérus se contracta, la tumeur diminua de volume ; même dans 1 cas (obs. 1 de Mekerttschiantz) elle disparut tout à fait.

Ce qui donne un intérêt particulier à certaines des observations de notre auteur, c'est qu'il ne s'est pas contenté, dans ces cas, d'évaluer la diminution du volume de l'utérus, par le toucher et le palper combinés, mais qu'il a procédé à l'hystérométrie comparée avant le traitement, et après. Ainsi chez une malade (observation 1), la cavité utérine mesurait 10 centimètres, quand elle vint le consulter pour la première fois ; six mois après, la sonde n'y pénétrait plus que sur une longueur de 8 centimètres ; chez une autre (obs. 13), la cavité utérine de 10 centimètres et demi de profondeur au début du traitement, était réduite, après trois mois et demi, à 8 centimètres ; dans l'observation 15 enfin, l'utérus qui avait le volume de deux poings au début du traitement, n'admettait plus, 4 mois plus tard, l'hystéromètre que sur une longueur de 6 centimètres et demi.

Dans presque tous les cas traités, les tumeurs fibreuses avaient une tendance à s'individualiser plus nettement, à se pédiculiser, à devenir sous-séreuses. Le diagnostic hésitant, au début du traitement, dans quelques cas, a pu être affirmé par suite de cette évolution même.

Il est intéressant de remarquer que dans un cas (obs. 9 de Mekerttschiantz), où il y avait coexistence d'un cancer du col, l'hémorragie, les pertes blanches et les douleurs furent supprimées par le traitement.

Comme Mekerttschiantz ajoute, il est à supposer que ces troubles étaient liés au fibrome, et non au processus néoplasique, qui était au début de son évolution.

Il ajoute que dans les cas de grossesse, compliqués de fibrome, l'opothérapie mammaire est surtout favorable pendant les suites de couches, car en exagérant la fonction mammaire elle exerce une action maxima sur la régression des fibromes.

Goldmann (de Brennberg), a lui aussi enregistré le résultat qu'il a obtenu chez une malade atteinte de fibrome, par le traitement mammaire.

Battuaud s'exprime ainsi :

« Personnellement, après plus de six ans, je n'ai

« jamais observé de diminution notable des tumeurs « fibreuses, après un emploi prolongé de la glande mam- « maire ; ce qui tient sans doute à ce que je n'ai vu « que des fibromyomes et non des myomes purs. »

Mais il a obtenu, dans la majorité des cas, une diminution des pertes menstruelles, et la disparition des métrorragies.

Pochon a pu, lui aussi, pendant un certain temps, enrayer les hémorragies dues à un fibrome utérin. Mais dans la suite l'opothérapie mammaire s'est montrée sans efficacité chez sa malade.

Voici son observation :

Observation 32 (Pochon).

1905. Mme H..., 45 ans. Vient consulter pour des métrorragies et des règles très abondantes. Il pense aux troubles de la ménopause et conseille des cachets mammaires sans examiner la malade. Il revoit la malade, plusieurs mois après : ses métrorragies avaient disparu et ses règles étaient devenues régulières. De plus ses seins qui s'étaient atrophiés depuis quelque temps, avaient grossi sous l'influence du traitement. Deux ans après, la malade est prise de nouveau d'hémorragies contre lesquelles le traitement reste inefficace. Il constate la présence d'un fibrome. Il existait sûrement en 1905. L'opothérapie mammaire s'est donc montrée utile, dans une certaine mesure, contre les métrorragies.

M. Dalché n'a pas, non plus, constaté la régression de fibromes utérins sous l'influence du traitement qui nous occupe. Voici une observation personnelle de fibrome traité par l'extrait mammaire :

Observation 33 (personnelle).

Mme Sidonie B.., 43 ans, employée, malade que M. Dalché connaît et suit depuis longtemps. Elle vient à la consultation gynécologique de la Pitié, en mai 1910, pour des règles abondantes.

Antécédents héréditaires. — Père vivant, bien portant, âgé de 72 ans, arthritique. Mère morte à 55 ans, d'une tumeur du foie à l'hôpital Cochin. 1 frère mort de bacillose à 20 ans ; 1 sœur également morte de bacillose à 19 ans; 1 frère vivant, bien portant.

Antécédents personnels. — Rougeole dans son enfance ; fièvre typhoïde à 13 ans ; chloro-anémie vers 20 ans. Ce n'est ni une constipée, ni une migraineuse.

Réglée à 13 ans passés (2 mois environ après sa typhoïde); règles régulières, durant trois jours, peu abondantes, pas de caillots, mais douleurs prémenstruelles. Pas de leucorrhée. Vers l'âge de 25 ans, ces douleurs menstruelles s'accentuèrent et ses règles se mêlèrent de petits caillots. M. Dalché, qu'elle consulta alors, lui dit que les douleurs prémenstruelles iraient en s'accentuant, si elle persistait dans son état de célibat. Effectivement les douleurs prémenstruelles cessèrent après son mariage.

Mariée à 28 ans, son mari meurt de bacillose à 38 ans.

Elle a eu deux grossesses à terme, la première à 30 ans, la seconde à 33 ans. Ses deux enfants sont vivants. N'a nourri au sein que le premier, pendant sept mois ; n'a pas vu ses règles pendant toute la lactation.

Jusqu'à il y a cinq ans, ses règles revenaient normalement, peu abondantes et indolores. A cette époque elles se modifièrent, augmentant en durée (6 à 8 jours) et en quantité. Elle, qui ne se garnissait jamais, est maintenant obligée de se garnir et est très ennuyée de ne pas pouvoir changer de linge pendant son travail. Son état général s'est ressenti de l'abondance de ses règles. Elle s'est anémiée, a eu des éblouissements, se sentant moins apte au travail, mais ne souffrant pas du ventre.

Depuis deux ans, ses menstrues ont encore augmenté. Elles sont précédées et accompagnées de douleurs lombaires, de malaises, et parfois même de nausées. Elle est obligée de garder le lit.

La malade, nous dit encore, que depuis quelque temps, elle sent une gêne et comme une pesanteur dans le côté droit du ventre. Et, ajoute-t-elle, lorsqu'elle marche sur des pavés inégalisés (elle habite la campagne aux environs de Paris) cela lui correspond dans le ventre, comme si elle sentait des boules. Elle n'accuse ni leucorrhée ni hydrorrhée. Mais elle a de la polakiurie et est obligée de se lever trois fois la nuit, pour uriner ; dans la journée, elle se retient.

Venue consulter il y a un mois, M. Dalché lui a prescrit des gouttes d'hamamelis et deux cachets d'extrait mammaire par jour, à prendre pendant les huit jours qui précèdent l'époque menstruelle, et pendant toute sa durée. La malade fait faire son ordonnance dans une pharmacie, où on lui délivre de l'extrait mammaire de vache. Ses règles ne furent pas influencées par ce premier traitement. Sauf qu'elle a un peu moins souffert, ses règles ont été plus abondantes encore que précédemment, et elle a expulsé un gros caillot.

Le 27 juin, je l'examine au point de vue général, et ne trouve rien de particulier à noter, sauf qu'elle présente une thyroïde à peine palpable et des seins pendants. Pas de sucre ni d'albumine dans les urines.

Au toucher, on sent un utérus du volume d'un utérus gravide de six semaines environ, irrégulier, présentant, sur sa paroi antérieure, une nodosité grosse comme une noix.

On lui conseille de continuer le traitement à l'extrait mammaire pendant les huit jours qui précèdent, et pendant les quatre premiers jours des règles, et de prendre en même temps 12 gouttes d'extrait fluide d'hamamelis virginica, matin et soir.

Le 10 août, la malade revient. Les règles ont duré du 28 juillet au 3 août, un peu moins abondantes que d'habitude. Elle n'a été obligée de garder le lit que pendant une demi-journée. Elle n'a plus ressenti ces tiraillements dans le ventre et n'éprouve plus, dans certaines circonstances déterminées, ces sensations de « boules dans le ventre ». Elle n'a plus des envies fréquentes d'uriner. Elle est moins nerveuse, plus calme. Ses seins ont un peu augmenté.

Quant au corps fibreux, il semble avoir légèrement diminué, sans cependant qu'on puisse l'affirmer. On lui recommande de continuer le traitement mammaire, et de supprimer l'hamamelis. Cette malade qui continue à venir de temps en temps à la consultation a vu, sous l'influence du traitement mammaire, auquel elle se soumet régulièrement pendant une dizaine de jours tous les mois, ses règles diminuer d'abondance, et tous les malaises concomitants disparaître.

Revue pour la dernière fois en mars 1911, elle se porte très bien et n'accuse plus aucun des troubles, qui l'ont amenée à la consultation.

Voici une autre observation personnelle de fibrome où le traitement n'a pas eu d'action sur les métrorragies :

bservation 33 (personnelle)

Mme A..., 37 ans, femme de chambre. Entre à l'hôpital le 22 mars pour des métrorragies qui seraient survenues à la suite d'un effort et qui ne l'ont pas quittée depuis le 2 mars. Elle perd très abondamment, en flot par intervalles. Jusqu'au

2 mars, elle était absolument bien portante. On ne trouve rien de suspect dans ses antécédents pathologiques ni au point de vue général, ni au point de vue génital. Ses avant-dernières règles se sont terminées le 16 février. D'ailleurs, elle a toujours été bien réglée depuis l'âge de 15 ans. Elle a eu un enfant à 19 ans ; suites de couches normales. Elle n'a pas eu d'autres grossesses. Femme bien constituée, elle présente quelques varicosités aux cuisses ; la thyroïde semble normale. Au toucher, on trouve un utérus rétrofléchi avec un corps gros; en arrière et à droite, on sent une saillie irrégulière, bosselée ; il s'agit d'une masse fibreuse.

La malade est couchée ; on lui ordonne 3 cachets d'extrait mammaire par jour, et des irrigations froides. La malade perd abondamment le premier jour. Malgré le traitement mammaire, la malade continue à perdre assez abondamment.

M. Dalché fait cesser le traitement mammaire et prescrit une potion avec 4 grammes d'ergotine. Dans la soirée même, les pertes cessèrent.

Cet effet immédiat et rapide de l'ergotine n'a-t-il pas été quelque peu favorisé par le traitement mammaire des jours précédents?

8. — Autres cas où on a eu recours à l'opothérapie mammaire.

On a eu recours à la médication mammaire dans le *post-partum*.

Federoff rapporte, que dans un cas où l'utérus était demeuré à quatre travers de doigts au-dessus de la symphyse, malgré les traitements usités, une injection hypodermique d'extrait mammaire l'a ramené à son volume normal.

Goldmann, chez une femme en couches, qui avait des pertes abondantes, provoquées par une manœuvre maladroite de la sage-femme (traction sur le cordon), a pu les arrêter, et faire contracter l'utérus, par l'injection d'une ampoule de Mamminum-Pœhl.

Enfin, Mekerttschiantz conseille d'administrer aux femmes atteintes de fibromes et qui ont accouché, de l'extrait mammaire, pour favoriser l'involution utérine.

Mentionnons, pour mémoire, que quelques auteurs (Bell, Battuaud, Mekerttschiantz) ont pu amender par la médication mammaire, les hémorragies dues à un cancer utérin. Mais en vérité, dans cette terrible affection, il n'y a guère lieu de s'arrêter à l'opothérapie :

9. — Préparation et Posologie

Nous reproduisons la technique de l'opothérapie mammaire, d'après M. le Professeur agrégé Carnot (1).

« On utilise les mamelles de vache [ou de brebis] en pleine lactation. On élimine tous les tissus étrangers en ne conservant que la glande : on hache, et on dessèche dans le vide, à basse température (Carrion). Un cachet de 0 gr. 50 (dose habituelle) correspond à 3 gr. 50 de glande fraîche ; chez les femmes très sensibles, on peut donner des cachets de 0 gr. 25 ; on peut aller jusqu'à 2 grammes et davantage pendant la période hémorragique. »

Nous avons administré le médicament sous la forme

1. *Opothérapie*, p. 338.

de cachets. Il existe aussi des solutions injectables. Les cachets ordinaires sont à la dose de 0,50. On en prescrit 2 par jour, avant chacun des deux principaux repas. Pour les malades très sensibles au médicament, on peut faire confectionner des cachets de 0,25.

De même, on peut et on doit, s'il y a indication, élever les doses quotidiennes. On peut aller à 2 et même 3 grammes d'extrait mammaire par jour, quitte à interrompre momentanément le traitement, s'il survient des troubles stomacaux.

Dans les troubles menstruels, on le prescrira pendant les dix jours précédant les règles, et on le fera également prendre à partir du troisième jour des règles jusqu'à leur fin.

C'est la manière de faire de M. Dalché.

Il en est de même dans le fibrome. Cependant, si l'on voulait obtenir une régression de la tumeur, il faudrait administrer le médicament presque sans interruption, et il y aurait lieu de le faire prendre pendant les règles.

Il est des indications individuelles, dont il faut se préoccuper, et ne prescrire, une fois le premier résultat obtenu, que de faibles doses, aux malades qui se seraient montrées particulièrement susceptibles au médicament.

On ne manquera pas de veiller à la liberté de l'intestin. On pourra associer au traitement interne, des irrigations vaginales, chaudes ou froides, selon les indications.

Le traitement peut, et doit être continué pendant de longs mois. Il ne présente, nous ne nous lasserons pas de le répéter, aucun danger. Mekertlschiantz a administré le médicament à des malades, pendant un an et demi, sans interruption presque, et sans aucun trouble.

La technique de l'opothérapie mammaire demanderait sans doute, à être perfectionnée, tant en ce qui touche le choix de l'animal, que dans la préparation proprement dite du médicament. L'opothérapie française qui a fait les plus grands progrès, pendant ces dernières années, se doit à elle-même de nous donner des produits toujours plus purs, plus actifs. Elle ne saura y manquer.

Un autre point gênant, c'est la cherté relative du médicament, qui rend difficile sa prescription dans la classe populaire. Mais, lorsqu'il aura définitivement pris, en thérapeutique, la place qui lui revient, cet obstacle disparaîtra.

CONCLUSIONS

D'après tout ce qui précède, nous nous croyons autorisé à poser les conclusions suivantes :

1° L'extrait mammaire constitue un médicament qui, aux doses thérapeutiques, n'exerce aucune action nocive sur l'organisme.

2° Il semble doué d'une action indéniable sur certaines hémorragies utérines, spécialement sur celles qui sont liées à un trouble fonctionnel des ovaires.

3° Il pourra être prescrit :

a) Dans les ménorragies et métrorragies pubérales ;

b) Dans celles de la ménopause ;

c) Dans les congestions utérines ;

d) Dans la sclérose de cet organe ;

e) Enfin, contre l'élément fluxionnaire des métrites en général.

4° Dans le fibrome de l'utérus, il agira sur le symptôme hémorragie, et, dans quelques cas particulièrement favorables, il pourrait contribuer à la régression de la tumeur.

BIBLIOGRAPHIE *

ALBERTI. — Kasuistik zur Hypertrichosis universalis(Hegars, *Beitr. z. Geb. u. Gyn.*, 1905, 9).

ALSBERG. — Castration et lactation. *Zentrabl. f. Gyn.*, 1907, n° 51.

ANCEL (P.) ET BOUIN (P.). — Sur la fonction du corps jaune, etc. son action sur l'utérus, son action sur la glande mammaire, etc. C. R. Soc. biol., 1908, p. 454, 505, 605, 689; 1909, p. 66.

— Recherches sur les fonctions du corps jaune gestatif. *J. de phys. et de path. gén.*, janvier 1910.

— Sur le déterminisme du développement de la glande mammaire, au cours de la gestation. *Ibidem*, janvier 1911.

ANCEL ET VILLEMIN. — Sur la cause de la menstruation chez la femme. C. R. Soc. biol., 1907, p. 200.

APERT (E.). — Hypertrophie des mamelles. Soc. méd. des Hôp., 1908, séa. du 31 janvier.

BABÈS ET OCEANU. — Effets physiologiques de l'ovariotomie chez la chèvre. C. R. de l'Ac. d. sc., Paris, 1905.

BARIÉ — Étude sur la ménopause. *Th. Paris*, 1877.

BASCH. — Ueber die experimentelle Auslœsung der Milchabsonderung. *Monatschr. f. Kinderheilk.*, 1909, n° 9.

* Les travaux qui touchent à l'opothérapie mammaire ou qui en font mention sont précédés d'un astérisque.

* BATTUAUD. — L'opothérapie mammaire en gynécologie. Soc. méd. de l'Élysée, 1909; *Rev. d. mal. de la nut.*, 1909, n°ˢ 6 et 10.

BAYLISS AND STARLING.

BEATSON (G.-T.). — On the treatment of inoperable cases of carcinome of the mamma; suggestions for a new method of treatment, with illustrative cases. *Lancet*, 1896, II, 104 à 107.

BÉDOR. — Sur la gynécomastie. *Gaz. méd. de Paris*, 1836.

* BELL (ROBERT). — The treatment of carcinoma of the uterus, certains forms of ovarian disease and fibroids of the uterus by means of thyroide, parotid and mammary gland therapeutics. *The Brit. gyn. J.*, 1896 XII, p. 157.

BELL (W. B.) and HICK (P.). — Observations on the physiology of the female genital organs. *Brit. M. J.* 1909, I, 517, 592, 655.

BENOIT (J.) et MONTEILS (E.). — Hypertrophie extraordinaire des mamelles chez une fille âgée de 16 ans. Etat stationnaire pendant 8 ans. Résolution spontanée très notable après le mariage et plusieurs grossesses. Ac. d. sc. de Montpellier. Mém. de la sect. de méd., 1877, V, 1-16.

BERKOVITCH (A.). — De l'obésité d'origine génitale chez la femme. *Th. Paris*, 1908.

BIEDL (A.). — Innere Sekretion, ihre physiologischen Grundlagen r. ihre Bedentung fur die Pathologie. Berlin u Wien, 1910. Urban et Schwarzenberg.

BIEDL et KOENIGSTEIN. — Ueber das Mamahormon (à paraître; cité in *Biedl : Innere Sekretion*).

BILLROTH. — Krankheiten der Brustdruesen. *Deutsche Chir.*, 1880, f. XLI.

BINAUD et BRAQUEHAYE. — Maladie de la mamelle, in Le Dentu et Pierre Delbet, *Traité de chir.*, t. VII, Paris, 1899.

BLANC. — Lésions annexielles dans les fibromes. *Th. Montpellier*, 1910.

BOINET. — De la gastrotomie, dans les cas de tumeurs fibreuses utérines interstitielles, péri-utérines, et dans les tumeurs dites fibro-kystiques. *Gaz. hebd. de méd. et de chir.*, 1873, n° 18, p. 287.

BOUCHACOURT (L.). — Sur la très grande malléabilité de la glande mammaire. Étude critique des différents procédés et substances galactagogues. Paris, 1908. Doin. Extr. de la *Revue d'hyg. et de méd. inf.*, IV, 1907, n°s 4, 5 et 6.

BOUILLY. — Des métrorragies d'origine ovarienne. *La Gynécol.*, 1899, p. 97.

— Castration et fibromes. Congr. fr. de chir., 7e ses., 1893, p. 36.

BOYD (S.). — On oophorectomie in cancer of the breasts. *Brit. med. J.*, 1900, II, 1161.

BUCERIUS (A.) — Ueber die Beziehungen des Morbus Basedowii zu den Erkrankungen der weiblichen genitalien. *Th. Munich*, 1902.

CAHEN. — Ueber die Bedeutung der Kastration in der Behandlung des Mammacarcinoms. *Deutsche Ztschr. f. Chir.*, 1909, XCIX, 415 ; anal. in *J. de Chir.*, 1909, III, n° 4, oct.

CALMANN. — Myom und glycosurie. *Muench. med. Wochensch.*, 1910, n° 38, p. 1999.

*CARNOT (PAUL). — Opothérapie, Paris, 1911, Baillière et fils.

CARO. — Rapports de la glande thyroïde avec les organes génitaux et la grossesse. *Berl. klin. Woch.*, 1905, 310.

CASTAN. — Métrorragies des jeunes filles. *Th. Paris*, 1897-1898.

CAUBERT (H.) — Un cas d'hypertrophie mammaire de la puberté. *Toulouse méd.*, 1910, n° 7, p. 97.

— L'hypertrophie mammaire de la puberté. *Arch. de méd. des enfants*, 1911, n° 3, 172.

CERIOLI. — Hypertrophie de la mamelle chez un homme atteint de mal. de Basedow. *Gaz. di osped. e d. cliniche*, 1908, n° 92.

Chipault. — Un cas d'hémorragie hystérique du sein. *Presse méd.*, 1896, 45.

Cholmogoroff (S.-S.). — Ueber den Einfluss der Schwangerschaft auf den Morbus Basedowii. *Monatschr. f Geb. u. Gyn.*, V, fasc. 4, p. *313*.

Claude-Bernard. — Leçons sur les propriétés physiologiques et sur les altérations pathologiques des liquides de l'organisme. Paris, 1859.

Cramer. — Einige Beobachtungen ueber die Funktion der weiblichen Brustdruese. *Monatschr. f. Geb. u. Gyn.*, 1907, 367.

— Transplantation menschlicher Ovarien. *Muench. med' Wochensch.*, 1906. n° 36.

Cooper Astley. — Œuvres chirurgicales, trad. par MM. Chassaignac et Richelot. Paris, 1837.

Cornil (V.). — Les tumeurs du sein. Paris, 1908.

Couty et Charpentier. — Effets cardio-vasculaires des excitations du sein. C. R. Ass. fr. p. l'avancement des sc. 1877. Paris, 1877, VI, 892.

*Crouse (H. W.). — Mammary substance in uterine fibroids. *Am. J. obst.*, 1902, XLVI, 309.

Curratulo et Tarulli. — Sulla secrezione interna delle ovaie. *Ann. di ostetr. e ginec.*, 1896.

Custis. — Hemorrhage from the breast. *Homoeop. J. Obst.*, N.-Y., 1894, XVI, 333.

Czempin. — Ueber die Beziehungen der Uterus schleimhaute zu der Erkrankungen der Adnexe. *Zeitschr. f. Geb. u. Gyn.*, 1886, XII, 339.

Dalché (Paul). — La puberté chez la femme. Paris, 1906.

— De l'ovarite. *Th. Paris*, 1885.

— Dystrophie ovarienne. Syndrome basedowiforme, pseudo-myxœdème. Soc. méd. d. Hôp., 15 nov. 1901,

— Hyper et hypoovarie. *Gaz. d. Hôp.*, 1906, n°ˢ 75 et 78.

— Opothérapie ovarienne. *La Gyn.*, 1909, XII, 113.

Daniel. — De l'état des annexes dans les fibromes utérins. *Rev. de Gyn. et de Chir. abd.*, 1903, p. 25 et 193.

Darcanne-Mouroux (Mme). — La ménopause précoce. *Th. Paris*, 1904.

Dauthez. — Métrite hémorr. essentielle. *Th. Paris*, 1900-1901.

Debierre. — Vices de conformation des organes génitaux de la femme. Paris, 1892.

Deflandre (Mlle). — Fonction adipogénique du foie. *Th. doct. ès sc. Paris*, 1903.

Delbet (Pierre). — Mal. de la mamelle, *in* Duplay et Reclus. *Traité de chirurgie*, V, 2e éd., Paris, 1898.

Delille (Artrur). – L'hypophyse et la médication hypophysaire. *Th. Paris*, 1909.

Depaul et Guéniot. — Menstruation, in *Dict. encycl. des sciences méd.*, t. VI, 2e série.

Deperrière (E). — Considérations générales sur l'anatomie, la physiologie et la pathologie des mamelles, Paris, 1831.

Djemil-Pacha. — Myxœdème opératoire par l'extirpation des deux mamelles hypertrophiées chez un homme. *Arch. intern. de chir.*, 1903, p. 81.

Dœderlein (A.). — Die atrophia uteri, in *Veit's Handbuch. d. Gynækol.*, vol. II, p. 298.

Drummond (D.). — Case of absorption of the mamma occasioned by the use of iodine. *Quart. J. Calcutta M. A. Phys. soc.*, 1843, 1, 25.

Durand (M.). — Notes sur quelques troubles réflexes observés pendant l'allaitement. *J. de méd. de Bord.*, 1880-1881, X, 451, 461.

Duval. — De la sécrétion mammaire non puerpérale. *Th. Paris*, 1881.

Ehrmann. — Physiologie des surrénales. Soc. de méd. int. de Berlin, séances des 2 et 16 mars 1908; anal. in *Sem. méd.*, 1908, p. 155.

Engstrœm. — Zur Laktationsatrophie des Uterus, *Zentralbl. f. Gyn.*, 1894, p. 173.

Fano de la Cour. — Féminisme et infantilisme chez les tuberculeux, *Thèse Paris*, 1871.

* FAURE (J.-L.) et SIREDEY (A.). — Traité de gynécologie médico-chirurgicale, Paris, 1911, Doin et fils.

FEDEROFF (I.). — Sur les relations de la fonction utéro-ovarienne avec les manifestations de la menstruation et de la ménopause. *J. russe de chimie médicale et de pharm.*, 1898, nos 19-21.

— Contribution à l'étude des troubles de la ménopause. *J. russe de chimie méd. et d'organothérapie*, 1901, nos 23 et 23.

* — Sur l'action du Mamminum-Poehl sur la musculature de l'utérus et sur ses corps fibreux. *Ibid.*, 1901, nos 31 et 35.

FELLNER (C.). — Die wechselseitigen Beziehungen der innersekretorischen Organe. *Volkmanns Samml.*, n° 508, (*Gyn.* n° 185), 1908.

— Ueber intravasale gerrinnungen nach Injektion von Uterusextrakten. *Centralbl. f. Gyn.*, 1909, n° 23.

FERRY (PIERRE). — Conséquences physiol. de l'ablation des ovaires chez la femme. *Th. Lyon*, 1907.

FLECK. — Zur Frage der inneren Sekretion von Ovarium u. Placenta. *Zentralbl. f. Gyn.*, 1905, n° 24, 744.

— Myom und Herzkrankheit, zur ihren genetishen Beziehungen. *Arch. f. Gyn.*, 1904, LXXI, p. 258

FOA (C.). — Sui fattoriche determinato la funzione delle ghiandola mamaria. *Archivio di Fisiologia*, 1905.

FOGES (A.). — Zur Lehre von den sekundaeren Geschlechtscharakteren, *Phys. Arch.*, 1893, p. 39.

— Beitræge zur der Beziehungen von Mamma und Genitale. *Wien. klin. Wochensch.*, 1908, n° 5, 137.

FRAENKEL (L). — Die Funktion des Corpus luteums. *Arch. f. Gyn.*, 1903, LXVIII, f. 2, p. 438.

— Zur Pathologie des Corpus luteums. *Arch. f. Gyn.*, LVII.

— Klinische Bedeutung der Laktations u = atrophie. *Arch. f. Gyn.*, 1900, LXII, 1.

FRANCILLON. — Essai sur la pubertė. *Th. Paris* 1905.

FRANTZ (R.) — Traitement chirurgical des myomes utérins. *Monatschr. f. Geb. u. Gyn.*, août 1910, XXXII, n° 2.

FREUND (H.-W.). — Die Beziehungen der Schilddruese zu den weiblichen Geschlechtsorgane. *Th. Strasbourg*, 1882,

— Ueber die Beziehung en der Schilddruese u. der Brustdruese zur der Schwangeren u. erkrankten weiblichen Genitalien. *Deutsche Zeitsch. f. Chir.*, 1891, XXXI, 446.

FREUND (H.) — Zur Behandlung der Dysmenorrhoe von den Bruestenaus. *Muench. med. Wochenschr.*, 1907, n° 43, 2122.

* FROUSSARD. — Soc. méd. de l'Elysée, mars 1909.

GAILLARD (THOMAS.) — Practice treatise of the Dis. of Wom. Philad., 1872.

GALLARD (T.). — Pathologie des ovaires. Leçons cliniques sur la menstruation et ses troubles, 2e éd., Paris, 1886.

GAUTHERIN. — Considérations anatomiques et physiologiques sur le sein. Paris, 1808.

GAUTIER. — La fonction menstruelle et le rut chez les animaux. C. R. Acad. de Sc. de Paris, 1900.

* GAWRILOFF. — Sur l'emploi des préparations ovariennes et mammaires en gynécologie. *J. russe de chim. méd. et d'organothérapie*, 1902, nos 25 et 26.

GAYET ET JALIFIER. — Pseudo-hermaphrodisme mâle externe. Orchite suppurée simulant l'appendicite. *Rev. de gyn. et de chir. abd.*, 1901, t. XV, n° 6, déc.

GELLHORN (G.). — Abnormal secretion from the mammary glands in non pregnant women. *J. Am. Med. Ass.*, 1908, t. I, 1839 : *Monatsch. f. Geb. u. Gyn.*, 1910, juillet.

GHILKA. — Sur le thymus. *Th. Paris*, 1901.

GILBERT ET CARNOT. — Opothérapie, IVe Congrès fr. de thérap. Montpellier, 1898.

GILLY. — Absence complète des mamelles chez une femme mère. *Corr. med.* Paris, 1882, XXXII, 27.

GLAIS. — Grossesse adipeuse. *Th. P.*, 1875.

GODART. — Ménopause précoce et obésité. *Th. P.*, 1908.

* Goldmann (H.). — Zur Therapie der uterusblutungen. *Deutsche Aerzte Zeitung*, 1908, II, 12.

Gottschalk. — Ein Fall hochgradiger Galaktorrhoe, Kompliziert mit Atrophia uteri acquisita. *Deutsche med. Ztg.*, 1887, p. 913.

Grover (F.). — Thymus gland treatment of certain disease: goitre, arteriosclerosis, cystic tumor of breast, pulmonary tuberculosis, cancer, a report of experimental work. *N. Y. M. J.*, 1910, XCI, 373.

Grüber. — Sur la mamelle chez l'homme et sur la gynécomasti. Mém. de l'Ac. imp. des sciences de Saint-Pétersbourg, 1866, I, t. 66, n° 10.

Gruenbaum. — Castration et lactation. *Munch. med. W.*, 1907, n° 28.

Gueller (Mlle). — Des métrorragies chez les jeunes filles. *Th. Paris*, 1900-1901.

Guéniot. — Mémoire sur la guérison par résorption des tumeurs dites fibreuses de l'utérus. *Bull. gén. de thérapeutique*, 1872, LXXXIII, p. 254.

Guinard. — Castration, in *Diction. de physiologie*.

Halban. — Ueber der Einfluss der ovarien auf die Entwicklung des Genitales. *Monatschr. f. Geb. u. Gyn.*, 1901, XII, p. 496.

— Die Entstehung der sekundaeren Geschlechtscharaktere. *Arch. f. Gyn.*, 1903, vol. 70.

— Die innere sekretion von Ovarium u. Placenta u. ihre Bedeutung fur die funktion der Milchdruese. *Arch. Gyn.*, 1905, v. 75.

Hale (E.-M.). — On the value of ergotine in preventing the flow of milk into the breast. *N. Eng. M. Gaz. Bost.*, 1879, XIV, 145.

Hallion. — Les conceptions directrices de l'opothérapie. *Rev. mens. de méd. int. et de thérap.*, 1909, I, 385.

Hermann. — Four cases of recurrent mammary carcinoma treated by oophorectomie. *Brit. med. J.*, 1900, oct.

Hertoghe. — De l'hypothyroïdie bénigne chronique. *Nouv. Iconographie de la Salpêtrière*, 1899.

HORTELOUP. — Sur les tumeurs du sein chez l'homme, *Th. d'agrég.*, 1872.

HOWITZ. — Un nouveau traitement des fibromes de la matrice. *Ann. de gyn. et d'obst.*, 1896, XLVI, p. 607.

IKEDA. — Zur Superinvolution des uterus durch Laktation. *Zentralbl. f. Gyn.*, XXV, p. 775.

JARDRY. — Sécrétion interne de l'ovaire. Synergie thyro-ovarienne. *Th. Paris*, 1907.

JAYLE (F.). — Effets physiologiques de la castration chez la femme. *Rev. de gyn. et de chir. abd.*, 1897.

JEANDELIZE. — Insuffisance thyroïdienne et parath. *Th. Nancy*, 1902.

JENTZER (N.), BEUTTNER. — Castration et lactation. *Zeitschr. f. Geb. u. Gyn.*, vol. 12.

JOUIN. — Le traitement des fibromes de l'utérus par la médication thyroïdienne. Soc. d'obst. de Paris, 1895, juillet ; *Ann. de gyn.*, XL, p. 316.

— Ovaire et thyroïde. Congr. pour l'av. des sciences. Paris, 1900.

KAJE. — Zur ovariellen Ætiologie uteriner Blutungen. *Monatschr. f. Geb. u. Gyn.*, XXXII, 4, 1910, oct, 427.

* KALABIN (L.). — Sur le traitement des fibromyomes par l'extrait mammaire. *J. russe d'obst. et de gyn.* 1908, mars ; *J. de chim. méd. et d'organothér.*, 1908, nos 36-37.

KEHRER. — Les échanges de l'utérus aux diverses époques de la vie sexuelle. *Mon. f. Geb. u. Gyn.*, 1910, XXXI, f. 3, 373.

* KLEINWAECHTER (L.). — Die Organotherapie in der Gynækologie. *Zeitschr. f. Geb. u. Gyn.*, 1897, XXXVII, 367.

KOCHER (ALBERT). — Ueber Morbus Basedowii. *Mitteil a d. Grenzgeb. d. Med. u. Chir.*, 1902, IX, p. 1-301.

LABADIE-LAGRAVE et LEGUEU. — Traité méd.-chir. de gynécologie, 2e éd., Paris, 1905.

LABARRAQUE. - Étude de l'hypertrophie générale de la glande mammaire chez la femme. *Th. Paris*, 1875.

Labbé et Coyne. — Traité des tumeurs bénignes du sein. Paris, 1876, Masson.

Lacassagne (sur la gynécomastie). — *Gaz. hebd. de méd. et de chir.*, 1877.

Laignel-Lavastine. — Des troubles psychiques par perturbations des glandes à sécrétion interne. Rapport prés. au Congrès des aliénistes et neurologistes, etc. Dijon, août 1908, Paris, 1908, Masson.

Landau. — Castration et lactation. Przeglad lekarski, 1907, n° 30.

Lannelongue. — In *Nouveau Diction. de méd. et de chir. prat.* Paris, 1875, art. « Mamelle ».

Laurent. — Les Gynécomastes. *Th. Paris*, 1887-1888.

Lecorché. — Du diabète sucré chez la femme. Paris, 1886.

Le Dentu. — Des anomalies du testicule. *Th. d'agrégation.* Paris, 1869.

Lereboullet. — Contribution à l'étude des atrophies testiculaires et des hypertrophies mammaires à la suite de certaines orchites. *Gaz. hebd. de méd. et de chir.*, 1877, 4 et 31 août.

Lévi (Léop) et Rothschild (H. de). — Études sur la physiopathologie du corps thyroïde et de l'hypophyse. Paris, 1908, Doin.

Livon. — Glandes, in *Diction. de Physiologie de Richet*, t. VII.

Malins (E.). — Remarks on the removal of the ovaries : a) for dysmenorrhœa ; b) for fibroid tumours of the uterus. *Brit. M. J. Lond.*, 1881, II, 385.

Manec. — Hypertrophie de la mamelle. *Gaz des hôp.*, 1859, 29 janvier, p. 45.

Marie (P.). — Sur la reviviscence du thymus dans certaines affections présentant des altérations du corps thyroïde ou de quelques autres glandes vasculaires sanguines. Soc. méd. d. Hôp. 1893, p. 136.

Martin. — Réflexions à propos de la mutilation génitale et de ses conséquences morales. *Gaz. hebd. de méd. et de chir.*, 1877, 14 sept.

— Mémoire sur le pronostic et la prophylaxie des oreillons chez les adultes et en particulier de l'orchite ourlienne. Soc. méd. des hôp., 1878, 10 mai.

* MEKERTTSCHIANTZ (ARAN JUN). — Mammin-Poehl als neue Behandlungsmethode bei Fibromyomen u. chronischen Entzuendungen der Gebaermutter. *Monatschr. f. Geb. u. Gyn.*, 1910, janvier, XXXI, f. 1, p. 26.

* — Sur l'emploi du Mamminum Poehl. *J. russe de chim. méd. et d'organothérapie*, 1908, n°s 36 et 37.

MORAU. — Des fluxions physiologiques de la mamelle. *J. de méd. de Paris*, 1892, 2 s. IV, 557.

MORLAT (A.). — Infantilisme et insuffisance surrénale. *Th. Paris*, 1902-1903.

MOUSSU. — Effets de la thyroïdectomie chez les animaux domestiques. Soc. de biol., 1892.

NÉGRIER. — Recherches anatomiques et physiologiques sur les ovaires. Paris, 1840.

NÉLATON. — Sur les tumeurs du sein. *Th. d'agrég.* 1839.

NISKOUBINA. — Recherches sur la morphologie et la fonction du corps jaune de la grossesse. *Th. Nancy*, 1909.

OCEANU ET BABÈS. — Effets physiol. de l'ovariotomie chez la chèvre. C. R. Acad. d. sc. Paris, 1905, p. 172.

OLPHAN. — Un mot sur la gynécomastie ou hypertrophie mammaire chez l'homme. *Th. Paris*, 1880.

OTT. — Internal secretions from a physiological and therapeutical Standpoint. 1910, E. D. Vogel.

PARHON et GOLDSTEIN. — Antagonisme entre la thyroïde et les ovaires. Soc. de biol., 1903, 28 fév., 281.

— Les sécrétions internes, Paris, 1909, Maloine.

PARISOT (J.). — Pression artérielle et glandes à sécrétion intense. *Th. Nancy*, 1907.

PELIKAN. — Gerichtlich-medizinische Untersuchungen ueber den Skopzentum in Russland. Uebersetzt von N. Ivanoff. Giessen, 1876.

PERRIN (M.). — Les sécrétions internes, leur influence sur le sang. Paris, 1910, Baillière.

PETIT (A.). — De la conception dans l'aménorrhée. *Th. Paris*, 1883.

PINARD (A.). — Grossesse, in *Dict. des sciences médicales*, t. XI.

— Gestation, in *Dict. de physiologie*, t. VII, p. 120.

— De l'expression symptomatologique appelée goitre exophtalmique dans ses rapports avec la fonction de reproduction sexuelle chez la femme. *Ann. de gyn. et d'obst.*, 1909, mai, 257.

— Des fibromyomes de l'utérus et en particulier des causes qui favorisent leur éclosion et leur développement. *Ann. de gyn. et d'obst.*, janvier 1905.

PINTAURA. — Métrorragies chez les enfants. *Arch. it. di gin.*, 1908, n° 5.

PLOSS-BARTELS. — Das Weib, Berlin, 1905.

* POCHON (G.). — Observation d'opothérapie mammaire et ovarienne. Antagonisme des deux sécrétions. *J. de méd. de Paris*, 1903, p. 195; Soc. méd. de l'Elysée, 1900.

POIRIER (PAUL). — Tumeurs du sein chez l'homme. *Th. Paris*, 1883.

POIRIER (G.). — Des nourrices enceintes. Influence de la grossesse sur l'enfant qu'elles allaitent. *Th. Paris*, 1892.

POLANO (O.). — Zur Behandlung der Dysmenorrhœ. *Muench. med. Wochenschr.*, 1907, n°s 35, 43 et 47.

POTTET (M.). — Contribution à l'étude anatomique, histologique et physiologique du corps jaune pendant la grossesse. *Th. Paris*, 1910-1911.

POZZI (S.). — Traité de gynécologie, 4e éd., Paris, 1905, Masson.

— 9 cas personnels pseudo-hermaphrodisme. *Rev. de gyn. et de chir. abd.*, 1911, mars, 269.

PRENANT (A.). — De la valeur morphologique du corps jaune; son action physiologique et thérapeutique possible. *Rev. gén. des sciences*, 1898, p. 648.

PRENANT, BOUIN et MAILLARD. — Traité d'histologie, vol. II, Paris, 1911.

* PRYOR (W. R.) — Gynæcology. New York et London, 1903, D. Appleton et Cie.

PUECH. — Les mamelles et leurs anomalies. *Th. Paris*, 1876.

— De la déviation des règles et de son influence sur l'ovulation. Paris, 1863.

Raciborski. — Traité de la menstruation. Paris, 1868.

Reinbach (G.). — Ueber die Erfolg der operativen Therapie bei Basedow'scher Krankheit mit besonderer Rucksicht auf die Dauererfolge. *Mitt. aus d. Grenzgeb. d. Med. u. Chir.*, VII, fasc. 1, p. 199.

Remfry (L.). — Case of absence of uterus a. breasts. *Tr. Obst. Soc. Lond.* (1895), 1896, XXXVII, 12.

Rénon. — Les principes généraux de l'opothérapie. *J. des praticiens*, 1908, 31 mai.

Renouf. — La crise génitale et les manifestations connexes chez le fœtus et le nouveau-né. *Th. Paris*, 1904-1905.

Revillout. — Le sein douloureux. *Gaz. d. hôp.*, 1879, LII, 585.

Reynès (H.). — De la castration ovarienne dans les cancers inopérables du sein. Congrès fr. de chir., Paris, 1907; *Rev. de chir.*, 1907, XXXVI, p. 514.

Ribbert. — Ueber Transplantation von Ovarium, Hoden u. Mamma. *Arch. f. Entwicklungsmechanik der Organismen*, 1898, vol. 7, f. 4.

Ribemont-Dessaignes et Lepage. — Précis d'obstétrique, 5e éd., Paris, 1900.

Roberts (G.). — De Delhi à Bombay. Fragment d'un voyage dans les provinces intérieures de l'Inde, en 1812. Publié par la Société orientale. Paris, 1813, Firmin-Didot.

Robin (C.). — De la corrélation existant entre le développement de l'utérus et celui de la mamelle. C. R. Soc de biol., 1850, Paris, 1851, II, 1-3.

Robin (A.) et Dalché (P.). — Thérapeutique médicale des maladies de la femme, 2e éd., Paris, 1911, Vigot frères.

Roques. — De l'action des extraits placentaires sur la sécrétion lactée. *Th. Montpellier*, 1909-1910.

Sajous. — L'appareil thyro-hypophyso-surrénal. *Gaz. d. Hôp.*, 1907.

SATTLER (H.). — Basedow'sche Krankheit, in Graefe-Saemisch, Handbuch der Gesamten Augenheilkunde. Leipzig, 1910, W. Engelmann.

SCANZONI. — Traité pratique des maladies de la femme, traduct. Dor et Socin, Paris, 1858.

— Ueber die Fortdauer der Ovulation wæhrend der Schwangerschaft. *Beitr. z. Geburtsh. u. Gyn.* 1860, IV.

SCHÜCKING (A.). — Ueber innere Sekretion der Uterusschleimhaut und ueber Bildung von Metrotoxin. *Centralbl. f. Gyn.*, 1904, 455.

SCHÜSSLER. — Ueber Hypertrophie der weiblichen Brustdr. *Arch. f. klin. Chir.* Berl., 1892, XLIII, 403.

SCHWIZINGER. — Castration dans le cancer inopérable du sein. Congrès de Berlin, avril 1899.

SEGOND. — Du traitement des fibromes par la castration ovarienne. Soc. de chir. de Paris, 1888; *Ann. de gyn. et d'obst.*, 1888, p. 416.

* SELLHEIM. — Le Mamminum-Pœhl dans certains troubles nerveux chez la femme. *J. russe de chimie méd. et d'organothérapie*, 1908, nos 36 et 37.

* SHOBER (J. B). — The physiologie and therapeutic action of extrait of the mammary gland. *Med News*, 1895, LXXXIII, p. 264.

* — The use of mammary glands in the treatment of fibroids of the uterus and of parotid gland for ovarian disease. *Am. J. Obst.*, 1898, XXXVIII, p. 352.

— Mammary gland therapy in gynæcologie. *Phila. med. J.*, 1899, IV, p. 921.

SINÉTY (de). — Manuel pratique de gynécologie, 2e éd., Paris, 1844.

— *Bull. de la Soc. de biologie*, 1874, Paris, 1875, p. 120.

STARLING a. LANE CLAYPON. — Proced. of the royal Society, 1906.

STEWART. — Sécrétion lactée prolongée. *J. of the amer. med. Ass.*, 1903, n° 6.

SUNDIN OSSIAN. — Zur Frage der Menstruation waehrend des Stillens. *Zentralbl. f. Gyn.*, 1909, n° 7, 242.

TANDLER (J.). — Ueber den Einfluss der innersekoretrischen. Anteile der Geschlechts druesen auf die aeussere Erscheinung des Menschen. *Wien. klin. W.*, 1910.

— Untersuchungen en Skopzen. *Wien. kl. W.*, 1908.

TAPRET. — Sur le goitre exophtalmique. *Arch. gén. de méd.*, nov. 1880 et janvier 1881.

TATCHELL. — Hypertrophy of the mamma, male and female. *N. Y. med. J.*, XCI, 1910, n° 8, p. 388.

TEMESVARYS. — *J. of. Obst.*, 1903.

TESTUT. — Tr. d'anat. humaine. Paris, 1906.

THAN. — Die Myomoperationen an der Universitaedts-Frauenklinik Charité aus den Jahren, 1901-1908. *Th. Berlin*, 1910.

THAON. — L'hypophyse à l'état normal et dans les maladies. Paris, 1910.

THEILHABER. — Die Beziehungen der Basedow'schen Krankheit zu den Veraenderungen der Weiblichen Gedschlechtsorganen. *Arch. f. Gyn.* 1895, XLIX, n° 1.

— Der Znsamenhang von Myomen mit interner Erkrankungen. *Monatschr. f. Geb. u. Gyn.*, 1910, oct. XXXII, p. 455.

THIEMICH. — Ueber die Leistungsfaehigkeit der menschlichen Brustdruese. *Muench. med. W.*, 1910, n° 26, 1386.

THORN (W.), — Die praktische Bedeutung der Laktationsatrophie des uterus. *Muench. med. Wochenschr.*, 1901, n° 27.

— Zur Laktationsatrophie des Uterus, *Zeitschr. f. Geb. u. Gyn.*, 1889, XVI, p. 57.

TRIPIER (LÉON). — Mamelle, *in* Dechambre, *Diction. encycl. des sc. méd.*, Paris, 1871.

TROSTORFF. — Experimentelle und histologische Untersuchung ueber die compensatorische Hypertrophie der Mammae. Bonn, 1888.

TUFFIER ET LAPOINTE. — L'hermaphrodisme, ses variétés et ses conséquences pour la pratique médicale. *Rev. de Gyn. et de Chir. abd.*, 1911, mars, 209.

Ullmann. — Myomes utérins des goitres. *Wien. klin. W.*, 1910, n° 16.

Veit. — Handbuch der Gynækologie, 2° éd., Wiesbaden, 1907-1910, Bergmann.

Velpeau (A.). — Traité des maladies du sein et de la région mammaire. Paris, 1854, Victor Masson.

Villemin. — Le corps jaune considéré comme glande à sécrétion interne de l'ovaire. *Th. Lyon*, 1907-1908.

Villeneuve. — Gynécomastie, in *Dict.* en 60 vol.

Vinay. — La ménopause. Coll. Léauté, Paris, 1908.

Vogt (Émile.). — Ein Fall von Galactorrhœa post-combustionem, zugleich ein Beitrag zur Lehre des Antagonismus zwischen Brustdruesen funktion und ovulation. *Zentralbl. f. Gyn.*, 1909, n° 23.

Wallau (J.-R.). — Hypertrophie de la mamelle. *Indian med. J.*, 1898, 22 oct.

Wecks (A.-P.). — Apparent mammary disease depending on an unsuspected affection of the uterus. *Am. J. of Obst. N. Y.*, 1880, XIII, 187.

Wittkowski. — Curiosités médicales, littéraires et artistiques sur les seins et l'allaitement. Paris, 1898.

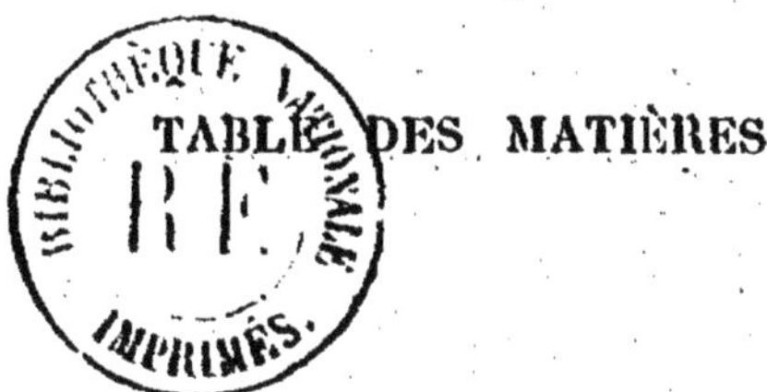

TABLE DES MATIÈRES

Pages.

PREMIÈRE PARTIE

La mamelle

Aperçu sur ses relations avec les organes génitaux de la femme et avec quelques glandes endocrines.

DEUXIÈME PARTIE

Opothérapie mammaire

MAYENNE, IMPRIMERIE CHARLES COLIN

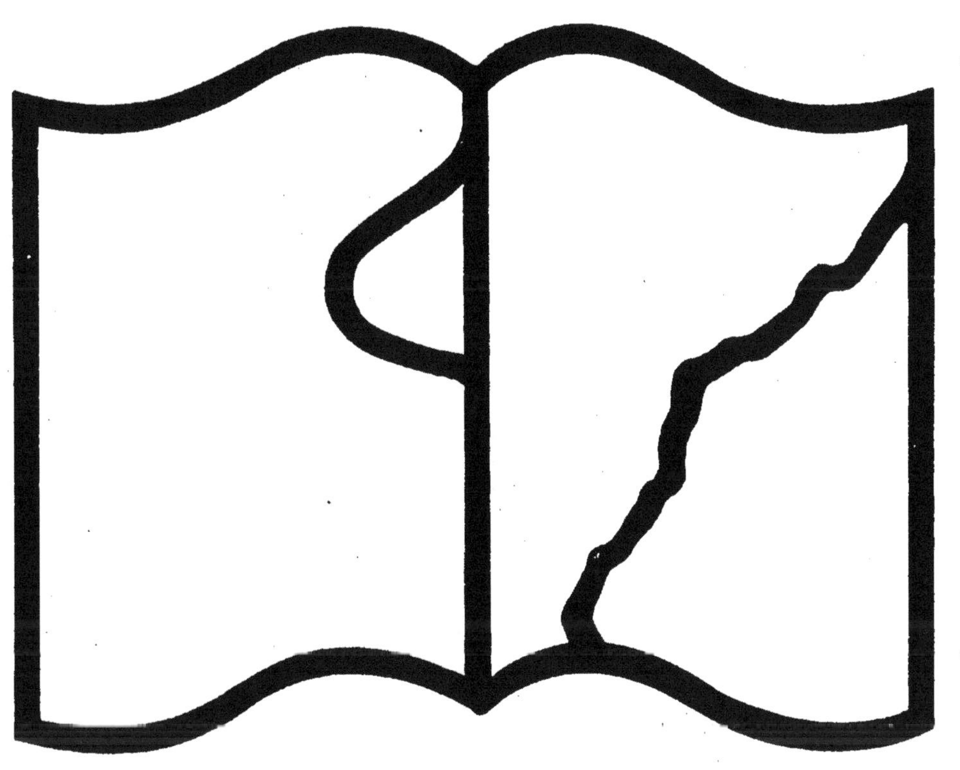

Texte détérioré — reliure défectueuse

NF Z 43-120-11

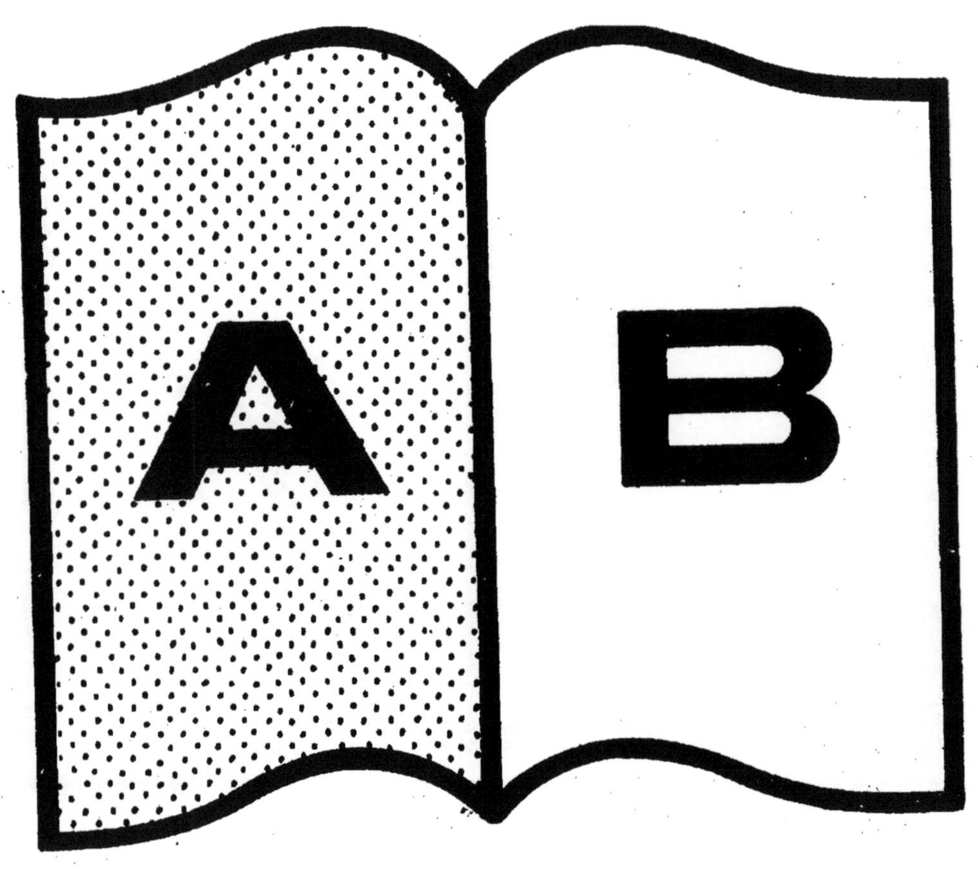
A
B

www.ingramcontent.com/pod-product-compliance
Ingram Content Group UK Ltd.
Pitfield, Milton Keynes, MK11 3LW, UK
UKHW020151200726
13856UKWH00003B/943

9 782013 583091